文成天縱

『十三五』國家重點圖書出版規劃項目

國家圖書館藏中醫稿抄本精粹

GUOJIA TUSHUGUAN CANG ZHONGYI GAO-CHAOBEN JINGCUI

1

張志斌　鄭金生　主編

廣西師範大學出版社
GUANGXI NORMAL UNIVERSITY PRESS
·桂林·

圖書在版編目（CIP）數據

國家圖書館藏中醫稿抄本精粹 ： 全 24 冊 / 張志斌，鄭金生主編. -- 影印本. --桂林 ： 廣西師範大學出版社，2020.12
ISBN 978-7-5598-3387-7

Ⅰ. ①國… Ⅱ. ①張… ②鄭… Ⅲ. ①中國醫藥學—古籍—叢刊 Ⅳ. ①R2-55

中國版本圖書館 CIP 數據核字（2020）第 222812 號

廣西師範大學出版社發行
（廣西桂林市五里店路 9 號　郵政編碼：541004
網址：http://www.bbtpress.com）
出版人：黄軒莊
全國新華書店經銷
三河弘翰印務有限公司印刷
（河北省三河市黄土莊鎮二百户村北　郵政編碼：065200）
開本：889 mm × 1 194 mm　1/16
印張：614.25　　字數：9 828 千
2020 年 12 月第 1 版　　2020 年 12 月第 1 次印刷
定價：24000.00 元（全 24 册）

前言

本叢書影印國家圖書館（以下簡稱『國圖』）收藏、至今尚未刊行過的中醫藥相關稿抄本二十六種，且分別撰寫提要，編製目録，釐爲二十四册。

《中國中醫古籍總目》所載書種達一萬三千四百五十五種。據調查，其中含國圖所藏中醫藥稿抄本達一千七百三十二種〔一〕。在此基礎上，我們又深入考察，從至今尚未見有古代刻本（或古刻本已佚）、現代影印本（同名異書者例外）及校點整理本的數百種中醫藥稿抄本中，遴選出學術價值較高的書二十六種，予以整理影印。這二十六種書中包含了幾種合抄本與叢書，若將其中的子書也算作書種，則本叢書實有書四十種。爲了方便叙述，以下仍按二十六種書予以介紹。

這二十六種中醫書的内容，屬於醫經類者三種，診法兩種，傷寒一種（另有一種與本草書合抄）、本草五種、醫方九種、灸法一種、臨證三種、醫案醫話一種、叢書一種。從性質來看，其中有稿本、孤本十一種，還有國内所藏明《本草品彙精要》殘存卷數最多的兩種彩繪本，頗爲精美絢麗。國家圖書館位於首都，其前身是北京圖書館，所藏中醫藥書中多有名家撰寫或收藏的稿抄本，以及一些珍稀抄本。例如清代著名儒醫陸懋修原藏的抄本醫籍多達數十種，除以往已影印者之外，本叢書又選入陸氏個人未刊稿本及家藏珍本四種。又如孟翰爲清代康熙間山東聊城的名醫，國圖收藏了孟氏的兩種醫書，以往從未刊印過。清康熙間成書的《延年却病書》有子書八種，上海中醫藥大學也藏有該書的殘抄本（殘脱三種子書），但國圖本完好無缺，且抄寫年代爲乾隆二十八年（一七六三），比上海本更早二十餘年。國圖這二十六種抄本或稿本不僅學術價值較高，且大多品相甚佳，或書法雋逸，或抄寫工整，令人賞心悦目。

〔一〕此數據來源於北京中醫藥大學王育林教授主持的北京市社會科學基金項目『北京地區館藏中醫古籍資源的目録整理研究與利用對策研究』（項目號：15ZHB005），其中國家圖書館館藏部分書目由温佳雨博士主要負責。

鑒於稿抄本醫書流傳較少，故許多稿抄本的詳細内容多不爲世人所知。爲此，本次影印國圖稿抄本前，我們對選定的每一種書都進行了較爲深入的研究，并解決了許多原館藏著録中存在的問題。例如《平遠樓傳秘方》是一部存方一千七百餘首的方書，收集了明清江浙一帶數十位醫家的傳方，内容十分豐富。但此書無作者署名，僅書名提示爲『平遠樓傳』。該書另一種抄本曾著録『曹氏』撰，亦不知作者名。現經考證，此書作者爲清代江蘇吴縣名醫曹雲洲，乃光緒間御醫曹滄洲之祖。曹雲洲所輯醫方多注明其是否效驗，很值得深入發掘研究。

又如《聊城人物大辭典》記載名醫孟翰撰醫書五種，但國圖所藏《西園風病全書》《痹濕二症合編》兩書却不見於該辭典所載，不明此二書是否屬於不被人知的孟氏新書。經考證，發現國圖所藏此兩種孟氏書，乃孟氏《醫品心餘驗録》六卷中的兩個組成部分，而孟氏所撰《脉會》却被誤作《痹濕二症合編》的第二册，使該書原名湮没。上述《醫品心餘驗録》《脉會》纔是孟氏五書中的兩種。前者是孟翰的代表作，最能反映孟氏豐富的臨證治療經驗。基於以上研究發現，本次影印時將原著録的《西園風病全書》《痹濕二症合編》（第一册）二書合并爲一，采用《醫品心餘驗録》正名，另將《痹濕二症合編》（第二册）恢復其《脉會》原名單獨影印成書。

本叢書類似上述考證所得之例還有很多，尤多致力於書籍正名、作者、成書年或抄寫年、資料主體來源等方面的考訂。本叢書各子書之前的專篇介紹，分『形制』『内容提要』『著録及傳承』三部分。『形制』是稿抄本外在特徵的客觀描述，包括稿抄本的樣式（裝幀、大小、封面形式等）、版式（版框、行數與各行字數等）、正文之外的附屬項（如序跋、卷次、總目、書名及責任人題署等）。『内容提要』主要介紹書名、作者（生平及編書主旨等）、書籍性質、結構、資料來源、主要學術特點等。『著録及傳承』介紹該書見諸書目的著録、現存狀況、流傳及收藏等信息。以上内容可供讀者對各稿抄本的外在特徵與主要學術内容有所了解。

爲了便於閲讀與檢索，在書前介紹之後，一般都列出全書目録。若原書無目録者，一般均據書籍實際内容新編目録。原有目録者，亦據書籍實際内容予以校正，并出示頁碼。

本叢書所收書種雖不多，但均爲未刊之稿本或抄本，且有一定的學術價值。除完整如實地將各稿抄本予以影印之外，各子書之前還附有專門的研究介紹及全書目録。我們希望通過以上努力，使該叢書爲現代中醫發展貢獻綿薄之力。

張志斌　鄭金生

二〇二〇年十月十五日

附言：本叢書整體設計及底本複製等均由廣西師範大學出版社負責完成。我們受出版社之邀擔任本叢書主編，負責選目、撰寫子書提要及編製目録。在複製底本過程中，本叢書得到國家圖書館楊照坤等館員的大力支持與幫助。選目與撰寫提要過程中又得到北京中醫藥大學王育林教授與温佳雨博士、上海中醫藥大學張葦航教授、成都中醫藥大學王家葵教授、暨南大學曹暉教授、中國中醫科學院針灸研究所黄龍祥教授、中醫藥信息研究所侯酉娟副研究員與助理研究員李辰博士、中國人民大學清史研究所華林甫教授等許多學者友人的幫助。本叢書提要及目録承蒙廣西師範大學出版社張宇、張佳、劉維山、曹世超、楊磊、朱時予等編輯先生大力幫助，精心校對，復查引文、補充佐證資料等。以上諸位所給予的大力幫助，謹此致謝！

總目録

第二十四册

第一册目録

〔一〕該抄本原無目録，據正文補。

黃帝內經素問校議

黄帝内經素問校議

該書爲醫經《素問》注釋本，清姚凱元纂於清光緒十二年丙戌（一八八六），今僅有其總序及卷一兩册未刊稿本存世。

形制

索書號一四二九六二。存二册，總序及卷一。書高二十五點八釐米，寬十五點八釐米。每半葉十行，行二十二字。無邊框行格。楷書工抄，有墨書或朱筆批注。

深藍紙封面，無書名箋。正文卷首爲『黄帝内經素問校議總序』，次爲『彙目』（即總目録）。據此『彙目』，該書計劃分十一卷，但卷七及以後均無條目數，與前六卷不同。故此書當爲未完之稿本。卷一之首題『黄帝内經素問校議卷一/湖州姚凱元子湘記』（『/』表示下文另起一行或分隔類型，全書同）。署名位置有兩方陽文朱印：『金華朱顔珍藏』『北京圖書館藏』。『玄』字等避清諱。

内容提要

據該書總序及卷一署名，該書的纂輯者姚凱元〔一〕，字子湘，歸安（今浙江湖州）人。凱元祖父姚文田曾官至禮部尚書〔二〕，其兄姚覲元（?至一九〇二）爲清學者、藏書家〔三〕，官至廣東布政使，故凱元亦熱衷研讀醫學書籍，并撰該書及《退省齋説醫私識》等書。該書總序云：『凱喜讀《説文》，尤喜讀《素問》，上古文字於斯未墜！』因受其同時代人張琦（字翰風，號宛鄰）《素問釋義》影響，姚氏取諸家《素問》釋義之類的書籍予以詮訂，纂《黄帝内經素問校議》。該書作序之年爲光緒丙戌。

〔一〕另據《中醫圖書聯合目録》著録，書序號七〇七四《退省齋説醫私識》作者亦爲姚凱元，字子湘，號雪子。其書成於一八九二年。見中醫研究院、北京圖書館編：《中醫圖書聯合目録》，北京圖書館一九六一年鉛印本，第六八〇頁。

〔二〕〔清〕李元度纂，易孟醇校點：《國朝先正事略》，長沙：岳麓書社，二〇〇八年，第七七二至七七四頁。

〔三〕申暢等編：《中國目録學家辭典》，鄭州：河南人民出版社，一九八八年，第二四三至二四四頁。

今僅見該書二册，含總序及卷一。總序及總目介紹該書分十一卷〔一〕，各有名目。諸卷次第爲：

卷一『溯原』：即羅列歷代《素問》注釋書目（共二十三部）提要（始於《漢書·藝文志》所載《黄帝内經》十八卷，終於清陸懋修所撰《内經》相關書籍三種），并抄録若干此類書的序言。此卷今存，乃縷清《素問》釋義相關文獻書目的源流，爲全書的基礎。然此卷之外的各卷，僅見著録《黄帝内經素問校議殘本》四卷（稿本，卷三至六）〔二〕，不明其餘各卷是否最終得以纂成或散佚。觀此稿本總目中，卷七至十一皆有勾畫朱批，其下無具體條目數，似乎此書僅編完卷六，其餘尚未完稿。故今存此首卷，可窺其書構成之整體框架。

卷二『讀句』：逐篇分析《素問》的字句。該卷今佚。

卷三『通證』：比較原書前後相同的語詞運用。此卷至卷六見於《續修四庫全書總目提要》著録的《黄帝内經素問校議殘本》，但現代編修的《續修四庫全書》未見收録此四卷殘本。

卷四『摘衍』：尋找原書所無、後人增添所致的混亂。

卷五『考異』：比較不同傳本字句之間的差異。

卷六『訂誤』：訂正王冰注本中的文句顛倒移置、脱佚錯簡、上下文不相貫屬等誤差。

卷七『辨穴』：考求所載關鬲脉絡、銅人明堂圖之經穴異同。此下諸卷未見存世。

卷八『檢注』：將宋本、明本不同的注釋統載於一編。

卷九『正字』：訂正原書難字的音義，分卷抄列。

卷十『廣引』：彙集各家著書立説的引用材料。

卷十一『祝由』：輯録原書中有關『移精變氣』等屬於祝由的内容。

姚凱元謂以上諸卷，『大抵以釋義爲宗，其餘各本互資核對，總集大成，備暢厥旨。述而不作，信而好古，其在斯歟！』

〔一〕總目只有十一卷，總序也只具體提到十一項内容，但其後却説『其繕成十二（卷）』，恐係計算錯誤。

〔二〕劉世覺編注：《四庫及續修四庫醫書總目》，北京：中國中醫藥出版社，二〇〇五年，第三四頁。

著録及傳承

該書未見清代書志記載，直至《中國中醫古籍總目》始見諸著録（書序號〇〇二一六）〔一〕，然著録者將此書成書年定於一九一一年，是未讀此稿本總序後所署之年（一八八六）也。

〔一〕 薛清録主編：《中國中醫古籍總目》，上海：上海辭書出版社，二〇〇七年，第二三頁。

黄帝内經素問校議總序

黄帝内經素問一書為王冰移易譬諸浚長說文解字為二徐竄亂正復相同韓風先生云古經久遠殘闕失次後人轉相增益訛舛遂多王氏既芟其蕪穢複不善持擇時有竄入究之王冰為黄帝功臣與二徐之於許氏又復相同三代而後何可厚非素問之名始於東漢謂即黄帝之内經與否正不可知要為漢以前之書無疑古人於醫為藝術周曰醫師秦漢有太醫令丞明立太醫院國朝因之設院使院判其屬吏目御醫署在闕東欽天監署之南西向堂内恭懸

漢書藝文志有黄帝内經扁鵲内經白氏内經又有外經高篇諸書今所黄帝内經存于班固以為素醫者術砭石灸使以物相伏而要之言于血脈經絡陰陽表裏以起百病之本死生之分是皆醫圖書于漢矣

議者以為我國朝書加以補亡數篇刊既知非古書中論定其以為非拜岐者海藏王好古陰證略序云素問本經

聖祖御製賜院臣黄運詩先醫廟在堂左南向供三皇聖像有聖祖御書永濟羣生額左右廡列勾芒風后至王冰各配位廟外北向者為藥王廟有銅人像盖明英宗時所脩者每届春秋上甲日祀之世之論醫者必祖述内經歷溯註釋各家如張機素問九卷全元起素問訓解九卷王冰補註内經素問二十四卷林億孫奇高保衡等重廣補註内經素問九卷（劉温舒素問入式運氣論奧三卷陸東暘黄帝内經始生考八卷）劉完素素問玄機原病式一卷（素問病機氣宜保命集三卷黄帝素問宣明論方十五卷）丁瓚素問鈔補正十二卷羅從謙素問運氣圖括定局立成一卷李杲素問運氣定論一卷馬蒔黄帝内經素問註證發微九卷

劉禾林億校正重訂將存吉內經指迷方論二卷 高世栻素問直解九卷 汪昂素靈類纂約注三卷

此外內經[illegible]上下二卷

王子[illegible]素共[illegible]數卷[illegible]數卷

吳崐內經素問二十四卷瓊芝室黃帝內經素問節文註
釋十卷張志聰內經素問十八卷章合節素問闕疑八卷
黃元御素問懸解十三卷張琦素問釋義十卷而喻嘉言老
人申明內經法律一條發明內經二條一申治病不本四
時之律一條發明內經五條一申治病不審地宜之律一
條發明內經六條一申治病不審從逆之律一條發明內
經二條一申治病不辨脉證相反之律一條發明內經九
條一申治病不察四易四難之律一條發明內經二條一
申治病不先歲氣之律一條發明內經四條一申用藥不
遠寒熱之律一條發明內經一條一申治病不知約方之

此外尚有柯韵伯[illegible]所注本經 富[illegible]

律一條發明內經二條一申治病不知約藥之律一條發明內經二條一申治病不疏五過之律一條釋經文五條一申治病不徵四失之律一條明錄經文是皆能出入仲景希蹤先聖近時元和陸九芝先生謨內經運氣病釋九卷以謂病之生也不外陰陽五行之理直入黃帝明堂與歧伯伯高鬼臾區史少師少俞雷公坐論大道普濟羣生等而上矣凱喜讀說文尤喜讀素問上古文字於斯未墜洵如日月麗天江湖行地布帛被體菽粟充腹歷劫不貳億禩不祧道德神明馨香俎豆矧乎術業精微上通造化類族血氣之倫生死係之偶讀翰風先生釋義并取諸氏

詮訂成書伏几循繹致廢寢饋積涉夙夕風雨不敢稍有
作輟準其情審其法察其理探其義反覆縈迴寶若性命
不揣分量秉筆勒編首列歷代註釋書目題要序言次以
序曰溯原世俗庸工亦或講論以欺炫然往往牽彊誤會
貽害匪細因逐篇分晰字句次以序曰讀句原書語辭前
後同用稍有增減節取次以序曰通證有為本經所無為
後人所加轉致混亂次以序曰摘衍其或一字一句彼此
不同儘有傳鈔損益各存其是不得不引以比較者次以
序曰考異其為王代顛倒移置脫佚錯簡而上下文不相
貫屬差有可據次以序曰訂誤其所記闕帛脉絡與銅人

序曰彙目通直郎守
太子文學臣楊上善奉
勅撰注太素經雖有
殘闕乃是靈素未
經分別之原本全
錄於首俟讀是書
者互相參校次以
因本此以校靈素即
以靈素校此書並

明堂圖有異同之處次以序曰辨穴祝由為太醫十三科
之一移精變氣論篇中有其說附以序曰祝由共繕成十二
此卷中大抵以釋義為宗其餘各本互資核對總集大
成備暢厥旨述而不作信而好古其在斯歟至于引太素
甲乙經仍王本之舊亦猶之鐵橋先生引韻會同一例也
故亦名校議光緒丙戌秋日姚凱元書於京都廌齋
移精變氣論篇惟其移精變氣可祝由而已祝說病由不
勞藥石自能移變人之精氣使鬼神之術自古有之也全
元起云祝由南方神人以為有符呪遂入道藏不歸醫學
大素問一書昔人尚疑偽託黃帝況以下者乎然既稱為

其宋本明本註亦不同兹就各本所記校

建業數京陵士賢書二本蝸仿此不素名卅音普太素造化綸相同條列甚異亦不可解一為廬陵彭用光撰共十卷題曰太素脉訣倖仁景編其序云劉半洲先生取廬陵彭用光所藏翻本刻之山陰表序太素書曰依仁篤屬三年正月望江南布政使司右布政使李□吳鵬書並附記於此

黄帝所傳似可附列素問之末信以傳信疑以傳疑各存其說說者謂與李衣推背圖相做紛紛妄述人各一册冊各一式其可信歟其可疑歟近来白雲觀羽流翻刻五匣記塗竄此種籍以射利而市儈復偽造煽惑西陳上古聖人原始本旨蕩焉悉泯可勝歎哉此卷乃辰郡臣已举孝廉所藏授凱表叔繆輯甫大令令南歸舉以授凱辰為講究符術之邑康與繆二君俱誠篤君子我亦欲正人心絕邪說距詖行放淫辭以承三聖固所願也按原說祝者對天祝讚也由者補祝病原也其訣以三字成一字象三才合一之妙尚字為將食字為兵谷字為疴以一將一兵而却

沉痾也不知其詳者誠若妖妄之類豈知此術原從乎上古流傳出於金熙宗戊申歲十月節度使雅奇奉上命脩理黄河堰掘一碑有符章五十八道示諭民間諸人莫曉其意有陜西雲水道人張一槎識其文曰此乃上古聖人軒轅黄帝制作治疾病驅妖邪之法遂洞晰其旨明景泰間德清徐景暉多方謀得之廣行濟世應驗如神但非祭鍊功深不可輕試凡此傳說或是或非或有或誣俱未可知而訛其大要凡患病非邪不成以陰陽言之邪神鬼魅作殃以一身言之即三尸九蟲之神亦能擾人如內科陽症寒少熱多重則狂妄陰症無神而畏寒寒多熱少外科陽症發紅高腫熱多寒少病勢雖大而易治陰

症皮膚容腫疼痛色黄白而不紅外形如此而根延至脇骨陰陽症候多端臨時酌量凡陽症用醋磨墨陰症用姜汁磨墨符畫患處破口者塗口外用淨筆畫一圈内畫符口上畧灑墨如乾潤以猪膽汁或佩帶或燒灰服之而於治瘡疾尤為奇效夫療治之書皆上古聖人所作何以素問靈樞難經至今流傳而此編既同出黄帝竟致湮没哉觀其論病皆由於邪陰陽互祟而區别寒熱亦頗入理豈行之者不得其當而轉貽害歟抑假此煽惑欺世而涉於異端歟讀者自能明之未可知也畧覽一通識其大凡如此

卷一　溯原　計二十三部

首

卷二　讀句　計

卷三　通證　計二百八十九條

卷四　摘衍　計二百七十七條

卷五　考異　計六百零八條

卷六　訂誤　計三百五十二條

卷七　辨穴　計

卷八　祝由附　計

卷九　正審　計

卷十　廣引

卷圭　祝由　計

黄帝内經素問校議卷一　湖州姚凱元子湘記

歷代各家註訂書目源流

漢

黄帝内經十八卷

漢書藝文志素問九卷鍼經九卷鍼經分見隋書經籍志目唐又謂之九靈經

後漢

素問九卷

張機傷寒論序云譔用九卷

隋

素問訓解九卷

隋書經籍志全元起譔

唐

補註内經素問二十四卷

唐書經籍志

文獻通考王冰譔或作十二卷唐人物志冰仕唐為太僕令年八十餘以壽終四庫全書目錄引晁氏讀書志作冰作砅蓋欲附會杜甫詩而改之原本残闕冰採陰陽大論以補之其書云出上古固未必然然亦必周秦間人傳述舊聞著之竹帛故通貫三才包括萬變雖張李劉朱

諸人終身鑽仰竟無能罄其蘊奧馬文獻通考云唐王
砅注漢藝文志有黄帝内經十八巻素問即其
其經之九巻兼靈樞九經迺其數焉砅詮次註釋
凡八十一篇分二十四巻砅自號啟玄子靈樞
經十二巻是書論鍼灸之道與素問通號内經
然至南宋史崧始傳於世最為晚出或以為王
砅所依託然所言俞六脉絡之曲折醫者亦終
莫能外蓋其言雖僞其法則古所傳也

宋

重廣補注素問九巻

林億孫奇高保衡等奉敕校正孫兆重改誤林
官朝散大夫守光祿卿直秘閣判登聞檢院上護
軍高仕宋為朝奉郎國子博士同校正醫書上
騎都尉賜緋魚袋孫仕宋為朝奉郎守尚書屯
田郎中同校正醫書騎都尉賜緋魚袋

素問入式運氣論奥三卷　附遺篇一卷

劉溫舒譔四庫全書目錄發明素問運氣之理
凡三十一論二十九圖五運六氣不可執為定
法而不可謂無其理故有時不驗亦有時而驗
存之亦備醫家之一義所附刺法論一篇其亾

在王冰之前温舒何自得之存而不論可也

黄帝内經始生考六卷

陰秉暘譔讀書敏求記秉暘自號衛涯居人謂原
病有式鍼灸有經醫療有方診視有訣運氣則全
書藥性則本草獨始生之説所未聞因詮次内經
條疏圖列收四時斂萬民化以成章其用心亦苦矣

金

素問玄機原病式一卷

河間處士劉完素譔守真四庫全書目録以素問至真要論所列
病機十九條演為二百七十七字立全書綱領而

逐條辨論以申之其大旨多主於火 一作張元素 劉完素

素問病機氣宜保命集上中下三卷 河間居士劉完素守真述

黄帝素問宣明論方十五卷 河間劉守真撰 新安吳勉學校

元

素問鈔一卷

攖寧 滑伯仁撰 壽

素問鈔補正十二卷

明 丁瓚撰

素問運氣圖括定局立成一卷

羅從謙撰

素問運氣定論一卷

李杲撰

黄帝内經素問註證發微九卷

馬蒔仲化撰

内經素問註二十四卷

新安吴崐鶴皋撰

國朝

重訂脉訣吉内經指遠方論二卷

明太醫淮陰肖齋劉浴德仝訂

崇邑明日朱諫

平湖厰術醫而人趙前蕭弘業

男同字来庭頣仝閱

秣陵以宗崇虞林儒校正

黄帝素問直解九卷

錢唐高世栻士宗註解

内經知要上下兩卷

素靈類纂約註

休寧汪昂訒庵纂註

雲間李念莪先生輯

河東生薛雪校正重刊

黄帝内經素問節文註釋十卷

口口譔上刻瓊芝室本四字此與王氏居敬堂相

仿分段註解大致與馬蒔同語辭稍減於註文有馬

註已詳云云當在馬後惜遺首卷不知姓氏

而本上眉評有馬先生[illegible]樣昰又一馬耿

內經纂要

~~潘氏[illegible]秘錄[illegible]卷~~ 圖上下兩卷

素問集註十八卷 共五十一篇

錢塘張志聰隱庵譔

海鹽馮兆張楚瞻有[illegible] 行人王[illegible]志[illegible]

如[illegible]丹[illegible]男[illegible]之[illegible]曰[illegible]大[illegible]與[illegible]

素問闕疑 卷

[illegible]相仿

江陰章合節譔

素問懸解十三卷後附校餘偶識一卷

昌邑黃元御坤載譔

素問懸解校餘偶識一卷 陽湖馮承熙仲鴛譔

素問釋義十卷

陽湖張琦宛鄰撰

持素脉篇一卷

持素持篇一卷

持素證篇一卷

安徽黟縣俞正燮理初撰

内經運氣病釋九卷

内經運氣表一卷

内經難字音義一卷

元和陸懋脩九芝撰

黄帝内經素問序啟玄子王冰撰

夫釋縛脫艱全真導氣拯黎元於仁壽濟羸劣以獲安者非三聖道則不能致之矣孔安國序尚書曰伏羲神農黄帝之書謂之三墳言大道也班固漢書藝文志曰黄帝內經十八卷素問即其經之九卷也兼靈樞九卷迺其數焉雖復年移代革而授學猶存懼非其人而時有所隱故第七一卷師氏藏之今之奉行惟八卷爾然而其文簡其意博其理奧其趣深天地之象分陰陽之候列變化之由表死生之兆彰不謀而遐邇自同勿約而幽明斯契稽其言有徵驗之事不忒誠可謂至道之宗奉生之始矣假若天機迅發妙識玄通蕆謀雖屬乎

生知標格亦資於詁訓未嘗有行不由逕出不由戶者也然刻意研精探微索隱或識契真要則目牛無全故動則有成猶鬼神幽贊而命世奇傑時時間出焉則周有秦公漢有淳于公魏有張公華公皆得斯妙道者也咸日新其用大濟蒸人華葉遞榮聲實相副蓋教之著矣亦天之假也冰弱齡慕道夙好養生幸遇真經式為龜鏡而世本紕繆篇目重疊前後不倫文義懸隔施行不易披會亦難歲月既淹襲以成弊或一篇重出而別立二名或兩論併吞而都為一目或問答未已別樹篇題或脫簡不書而云世闕重合經而冠鍼服併方宜而

為欬篇隔虛實而為逆從合經絡而為論要節皮部為經絡退至教以先鍼諸如此流不可勝數且將升岱嶽非逕奚為欲詣扶桑無舟莫適乃精勤博訪而并有其人歷十二年方臻理要詢謀得失深遂夙心時於先生郭子齋堂受得先師張公秘本文字晰昭義理環周一以參詳羣疑冰釋恐散於末學絕彼師資因而撰註用傳不朽兼舊藏之卷合八十一篇二十四卷勒成一部冀乎究尾明首尋註會經開發童蒙宣揚至理而已其中簡脫文斷義不相接者搜求經論所有遷移以補其處篇目墜缺指事不明者量其意趣加字以昭其義篇

論吞并義不相涉闕漏名目者區分事類者別目以冠篇首君臣請問禮儀乖失者考校尊卑增益以光其意錯簡碎文前後重疊者詳其指趣削去繁雜以存其要辭理秘奧難粗論述者別譔玄珠以陳其道凡所加字皆朱書其文使今古必分字不雜糅庶厥昭彰聖旨敷暢玄言有如列宿高懸奎張不亂深泉淨瀅鱗介咸分君臣無夭枉之期夷夏有延齡之望俾工徒勿誤學者惟明至道流行徽音累屬千載之後方知大聖之慈惠無窮時大唐寶應元年歲次壬寅序

將仕郎守殿中丞孫兆重改誤

朝奉郎守國子博士同校正醫書上騎都尉賜緋魚
袋高保衡
朝奉郎守尚書屯田郎中同校正醫書騎都尉賜緋
魚袋孫奇
朝散大夫守光禄卿直秘閣判登聞檢院上護軍林
億

補注黄帝内經素問序

臣聞安不忘危存不忘亡者往聖之先務求民之瘼恤
民之隱者上主之深仁在昔黄帝之御極也以理身緒
餘治天下坐於明堂之上臨觀八極考建五常以謂人

之生也負陰而抱陽食味而被色外有寒暑之相盪內
有喜怒之交侵夭昏札瘥國家代有將欲斂時五福以
敷錫厥庶民乃與岐伯上窮天紀下極地理遠取諸物
近取諸身更相問難垂法以福萬世於是雷公之倫授
業傳之而內經作矣歷代寶之未有失墜蒼周之興秦
和述六氣之論具明於左史厥後越人得其一二演而
述難經西漢倉公傳其舊學東漢仲景撰其遺論晉皇
甫謐刺而為甲乙及隋楊上善纂而為太素時則有全
元起者始為之訓解闕第七一通迄唐寶應中太僕王
冰篤好之得先師所藏之卷大為次註猶是三皇遺文

爛然可觀惜乎唐令列之醫學付之執技之流而薦紳
先生罕言之去聖已遠其術晻昧是以文注紛錯義理
混淆殊不知三墳之餘帝王之高致聖賢之能事唐堯
之授四時虞舜之齊七政神禹脩六府以興帝功文王
推六子以叙卦氣伊尹調五味以致君箕子陳五行以
佐世其致一也奈何以至精至微之道傳之以至下至
淺之人其不廢絕為已幸矣頃在嘉祐中仁宗念聖祖
之遺事將墜于地迺詔通知其學者俾之是正臣等承
乏典校伏念自歲遂乃搜訪中外裒集衆本寖尋其義
正其訛舛十得其三四餘不能具竊謂未足以稱明詔

副聖意而又採漢唐書錄古醫經之存於世者得數十
家叙而考正焉貫穿錯綜磅礡會通或端本以尋支或
泝流而討源定其可知次以舊目正繆誤者六千餘字
增注義者二千餘條一言去取必有稽考舛文疑義於
是詳明以之治身可以消患於未兆施於有政可以廣
生於無窮恭惟皇帝撫大同之運擁無疆之休述先志
以奉成興微學而永正則和氣可召灾害不生陶一世
之民同躋于壽域矣國子博士臣高保衡光祿卿直秘
閣臣林億等謹上

宋摹刻槧本素問序（重廣補注黃帝內經）

素問一書為醫家之鼻祖雖靈樞與之通號內經然後人已疑為王冰所依託至如秦越人之難經不過發明是書之旨皇甫謐之甲乙經亦惟撮是書之精要宜乎張仲景以下終身鑽仰無能罄其蘊奧也惟惜世少善本其他勿論即宋晁公武讀書志已譏作註之王冰為王砅附會杜少陵詩而改之劉温舒補刋刺法論一篇是篇已在王冰之前温舒奚由而得不問可知其偽妄意增改貽誤來者求一古之善本綦難吾邑蔣子寶素稱三折肱得力於是書最深家藏宋槧本為當時林億孫奇高餘後孫兆輩所校訂誠罕覯之秘笈去歲家雲

出都轉遘疾數月諸醫診視無定見寶素愈之因請出
是編摹刻以廣其傳屬予為之序予幸善本之得見於
世也而樂為書之至是書通貫三才包括萬變久經昔
人論定玆不贅

道光己酉八月丹徒趙楫序

右素問二十四卷唐王冰注宋林億等校本謹按是書
有宋槧本見
天祿後目自外有至元己卯古林書屋刊本平津館嘗
得之然宋元古刻世不恒有惟明板尚夥余所見兩明
板皆影宋槧其最精者嘉靖顧從德作二十四卷趙簡

王居簡堂本作十二卷自外有周曰校刊汲古閣刊吳勉學刊潘氏黄氏刊至近日丹徒刊號稱宋本殆亦從顧本出蓋板式書法已改今體而行款字數及缺漏縮添之處均與顧本相符故也鎮江兵燹以後趙刻且難得遑論明以前佳槧耶吾粵嚮無素問刊本藏書家所度非醫人所得窺吳氏醫統正脉亦不能家有其書也今以顧氏影宋本為主以諸明刻校正刊行之以資醫工而已不足言藏書也

光緒三年十月新會李元綱記

刻內經素問吳註寓敘楚黄張濤元裕甫序

軒轅氏以無為之道合漢華胥而精以治身緒餘以治天下莫有能廢者西漢謙讓之主當尊尚之以絀儒術下至曹平陽舍蓋公以收不擾獄市之效於齊章章也獨治身度世其事秘稍有可循之法在內經素問如歧伯論次之語從之則治逆之則亂古今醫家靡不墳典宗之余謬起田間思用平陽之治齊者以治歙未程厥效奚若乃有負疾在於迷醒之間驚弦覆沭霍然無期因上下素問等書庶幾發藥既於節文補註叙之矣亡何復見素問吳註實吳生崐所纂定吳生歙良醫也前刻醫方考百不失一又自以對病施治乃始用方聖人

不治已病治未病則素問諸論備焉而天元有四氣五運人身有六節五藏經脉有三部九候變合有六微四失無奈解者之紛紛也無論離經畔義徒以滋蠹即四氏爲軒岐顔閔而各名其家互有同異得吳生纂而之之指歸既一經乃大明或又曰素問之有註在宋嘉佑開局已刊正疑誤豈其始自吳生吳生盖嘗業儒矣儒者六籍皆紫陽衷裁其註疏讀者尊註必系之紫陽吳生取素問各註一其指歸故曰吳註見吳生有功於素問也余將乞靈素問除迷醒之疾則於斯註不無藉焉矣

萬曆己酉孟夏穀旦

註黃帝內經素問序參黃生吳崐謨

在昔有熊御宇軫念元元不無夭折欲躋而登諸壽域迺問於岐伯鬼臾區而作內經雷公受之以為型範首天真次調神次生氣次病能上窮天紀下極地理中悉人事行之萬世不殆傳之者直以列於三墳自有醫籍以來茲其太上周秦而降豈不代有神良要其立言範世指不多屈無亦樹名易而作則難耶何靳靳也較近拘方者言更僕未能悉舉非無爝然之明去上古而遥不啻居九壤而測九天也則而象之內經象日靈樞象

月覩日月而知衆星之蔑矣越人之問難士安之甲乙
叔和之脉經其中天三垣歟斡旋日月而翼其明功足
尚哉若張長沙之傷寒魁杓搖光也因時而建亘萬世
孰能忒焉施及孫思邈李明之劉完素朱彥脩滑攖甯
華出互有闡明所謂辰之五緯非乎遲留疾伏殆非一
步可紀外是纚一家言羅為列宿假日成光亦不能隆
神乎和華倉扁之雄無文可述方之景星慶雲曠世一
見卑卑尺有所短寸有所長言焉不經與之上下軒岐
如向旨夫而誇日月秖為翳障最下異為一途叛經行
怪類如傷寒鈐法素問遺篇則妖氛爾孛彗爾白虹爾

薄蝕爾匪惟羲和憂之具目者之所共憂也隋有全元起唐有王冰宋有林億嘗崛起而訓是經庶幾昧爽之啓明哉待旦者較然覩矣獨其為象小明則彰大明則隱謂之揭日月而行未也不肖束髮脩儒無何徙業居常忝度有態日求其旨而討論之不揣管陋釋以一得之言署曰吳内經吳註業成欲懸書國門以博彈射徒以雲山木石之夫無能千金禮士職是欲然斯道也如有歧雷者作所為日月之蔽抑又何辭聞之曰不斑白語道失崐今四十以長先半紀而見二毛無亦徵余言之有當哉當乎非余敢知今之測景者旅矣惡能當夫賓

日之目也

皇明萬歷甲午日躔大火書于黄山軒轅爐鼎之次

校閱本書諸友名氏

菊潭江子振太醫

篁谷江應龍太學生

庶齋方可學禮部儒士

鳴陽吳世和太學生

幼崐鄭德箴太學生

心渠吳世綏太學生

屛谷江起龍太學生

彥方吳自立郡庠生
在宥吳自忠禮部儒士
允聞謝鳴臯邑庠生
獻夫龔 臣邑庠生
稺聞謝鳴玉庠生
晉伯吳國士邑庠生
子木潘允升太學生
李齊吳國僑太學生
德清吳文湛儒生
澹明吳從志太學生

翼宸吳邦弼儒生

從先江復文儒生

伯元江復亨儒生

素問玄機原病式序

河間處士劉完素守真撰

夫醫教者溯自伏羲流于神農注于黃帝行于萬世合于無窮本乎大道法乎自然之理孔安國序書曰伏羲神農黃帝之書謂之三墳言大道也少昊顓頊高辛唐虞之書謂之五典言常道也蓋五典者三墳之末也非無大道但專明治世之道三墳者五典之本也非無常道但以大道為體常道為用天下之能事畢矣然而玄機奧妙聖意幽微浩浩乎不可測使之習者雖賢智明哲之士亦非輕易可得而悟矣洎乎周代老氏以精大道專為道教孔子以精常道專為儒教由是儒道二門之教著矣歸其祖則三

墳之教一焉儒道二教之書比之三墳之經則言象義理
昭然可據而各得其一意也故諸子百家多為著述所宗
之者庶博知焉嗚呼余之時 自黄帝之後二千五百有
餘年漢末之魏有南陽太守張機仲景恤於生民多被傷
寒之疾損害 夭因而輙考古經以述傷寒卒病方 一
十六卷使後之學者有可 雖所論未備 為
道要若能以意推之則思過半矣且所述者衆所習者多
故自仲景至今甫僅千歲凡著述醫書過往古者八九倍
矣夫三墳之書者大聖人之教也法象天地理合自然本
乎大道仲景者亞聖也雖仲景之書未備聖人之教亦幾

於聖人文亦玄奧以致今之學者尚為難焉故今人所習皆近代方論而已但究其末而不求其本况仲景之書復經大醫王叔和撰次遺方唐開寶中節度使高繼冲編集進上雖二公操心用智自出心意廣其法術雜於舊說亦有可取其間或失仲景本意未符古聖之經愈令後人學之難也况仲景之世四升乃唐宋之一升四兩為之一兩向者人能勝毒及多㕮咀湯劑有異今時之法故今人未知其然而妄謂時世之異以為無用而多不習焉惟近世朱奉議多得其意遂以本仲景之論而兼諸書之說編集作活人書二十卷其門多其方衆其言直其類辯使後學

者易為尋檢施行故今之用者多矣然而其間亦有未合聖人之意者往往但相肖而已由未知陰陽變化之道所謂木極似金金極似火火極似水水極似土土極似木者也故經曰亢則害承乃制謂已亢過極則反似勝已之化也俗未之知認似作是以陽為陰失其意也嗟夫醫之妙用尚在三墳觀夫後所著述者必欲利於後人非但矜衒而已皆仁人之言（心）也非不肖者所敢當其間互有得失者由乎言本求其象象本求其意意必合其道故非聖人而道未全者或盡其善也鮮矣豈欲自涉非道而亂聖經以惑人志哉自古如祖聖伏羲畫卦非聖人孰能明其意二

萬餘言至周文王方始立象演卦而周公述爻後五百餘年孔子以作十翼而易書方完然後易爲推究所習者衆而注説者多其間或所見不同而互有得失者未及於聖竊窺道教故也易教體乎五行八卦儒教存乎三綱五常醫教要乎五運六氣其門三其道一故相須以用而無相失蓋本教一而已矣若忘其根本而求其華實之茂者未之有也故經曰夫五運陰陽者天地之道也萬物之綱紀變化之父母生殺之本始神明之府也可不通乎仙經曰大道不可以籌筭道不在數故也可以籌筭者天地之數也若得天地之數則大道在其中矣經曰天地之至數始

於一而終於九數之可十推之可百數之可千推之可萬
萬之不可勝數然其要一也又云知其要者一言而終不
知其要流散無窮又云至數之機迫迮而微其来可見其
往可追敬之者昌慢之者亡無道行私必得天殃又云治
不法天之紀地之理則灾害至矣又云不知年之所加氣
之興衰虚實之所起不可以為工矣由是觀之則不知運
氣而求醫無失者鮮矣今詳内經素問雖已校正改誤音
釋往々尚有失古聖之意者愚俗聞之未必不曰尓何人
也敢言古昔聖賢之非嗟夫聖人之所為自然合於規矩
無不中其理者也雖有賢哲而不得自然之理亦豈能盡

善而無失乎況經秦火之殘文世本稀少故自仲景之後
有缺第七一卷天下至今無復得其本然雖存者布行于
世後之傳寫鏤板重〻差誤不可勝舉以其玄奧而佑莫
能明故雖舛訛而孰知之故近代勅勒孫奇高保衡林億
等校正孫兆改誤其序有言曰正謬誤者六千餘字增註
義者二千餘條若專執舊本以謂徃古聖賢之書而不可
改易者信則信矣終未免泥於一隅及夫唐王冰次註序
云世本紕繆篇目重疊前後不備文義懸隔施行不易披
會亦難歲月既淹習以成弊或一篇重出而別立二名或
兩論併合而都為一目或問答未已而別樹篇題或脫簡

不書而云世缺重合經而冠鍼服併方宜而為欬篇隔虛
實而為逆從合經絡而為要論節皮部而為經絡退至道
以先針如此之流不可勝數又曰其中簡脫文斷義不相
接者搜求經論有所遷移以補其處篇目墜缺指事不明
者詳其意趣加字以昭其義篇論吞併義不相涉缺漏名
目者區分事類別目以冠篇首君臣請問義理乖戾者考
較尊卑增益以光其意錯簡碎文前後重疊者詳其旨趣
削去繁雜以存其要辭理秘密難粗論述者別撰玄珠以
陳其道凡所加字皆朱書其文使今古必分字不雜糅然
則豈但僕之言哉設若後人或怒王冰林億之輩言舊有

訛謬者弗去其註而惟攻其經則未必易知而過其意也然而王冰之註善則善矣以其仁人之心而未備聖賢之意故其註或有失者也由是校正改誤者往〻證當王冰之所失其間不見其失而不以改證者不為少矣雖稱正改誤而或自失者亦多矣嗚呼不唯註未盡善而王冰遷移加減之經亦有臆說而不合古聖之意者也雖言凡所加字皆朱書其文既傳乎世即世文皆為墨字也凡所改易之間或不中其理者使智哲以理推之終莫得其真意豈知未達真理而不識其偽所致也近世所傳之書若此說者多矣然而非其正理而求其真意者未之有也但略

相肖而已雖今之經與註皆有舛訛比之舊者則亦易為
學矣若非全元起本及王冰次註則林億之輩未必知若
是焉後之知者多因之也今非先賢之說者僕且無能知
之蓋因諸舊說而方入其門躭翫既久而粗見得失然諸
舊失而今有得者非謂僕之明也因諸舊說之所得者以
意類推而得其真理自見其偽亦皆古先聖賢之道也僕
豈生而知之者哉夫別醫之得失者但以類推運氣造化
之理而明可知矣觀夫世傳運氣之書多矣蓋舉大綱乃
學之門戶皆歌頌鈐圖而已終未備其體用及互有得失
而惑人志者也况非其人百未得於經之一二而妄撰運

氣之書傳於後世者是以矜己惑人而莫能彰驗致使學人
不知其美得聖經妙典日遠日疎而習之者鮮矣悲夫世
俗或以謂運氣無徵而為惑人之妄說者或但言運氣為
大道玄機若非生而知之則莫能學之者由是學者寡而
知者鮮設有攻其本經而復有註說雕寓之誤也況乎造
化玄奧之理未有比物立象以詳說者也僕雖不敏以其
志慕玆道而究之以久畧得其意惜乎天下尚有未若僕
之知者據乎所見而輒伸短識本乎三墳之聖經兼以衆
賢之妙論編集運氣要妙之說十萬餘言九篇三部勒成
一部命曰內經運氣要旨論備見聖賢經之用矣然妙則

妙矣以其妙道乃為對病臨時處方之法猶恐後學未精
貫者或難施用復宗仲景之書率參聖賢之說推夫運氣
造化自然之理以集傷寒雜病脉證方論之文一部三卷
十萬餘言目曰醫方精要宣明論凡有世說之誤者詳以
此證明之庶令學者真偽自分而易為得用且運氣者得
於道同蓋明大道之一也觀夫醫者唯以別陰陽虛實最
為樞要識病之法以其病氣歸于五運六氣之化明可見
矣謹率經之所言二百餘字兼以語辭二百七十七言緒
歸五運六氣而已大凡明病陰陽虛實無越此法雖已並
載前之二帙復慮世俗多出妄病說有違古聖之意今特舉

二百七十七字獨為一本名曰素問玄機原病式遂以比物立象詳論天地運氣造化自然之理二萬餘言仍以改證世俗謬説雖不備舉其誤其意足可明矣雖未備論諸疾以此推之則識病六氣陰陽虛實幾于備矣蓋求運氣言象之意而得其自然神妙之情理易曰書不盡言言不盡意設卦以盡情偽繫辭焉以盡其言變而通之以盡利鼓之舞之以盡神老子曰不出戶知天下不窺牖見天道其出彌遠其知彌少蓋由規矩而取方員也夫運氣之道者猶諸此也嗟夫僕勉述其文者非但欲以美於己而非於人矜於名而苟於利也但貴學者易為曉悟而行無枉

錯耳如通畢內經運氣要旨論及醫方精要理明論者欲令習者求其備也其間或未臻其理者幸以將來君子以改正焉但欲同以宣揚古聖之妙道而普救後人之生命爾

素問玄機原病式例

五運主病

諸風掉眩皆屬肝木

諸痛痒瘡瘍皆屬心火

諸濕腫滿皆屬脾土

諸氣膹鬱病痿皆屬肺金

諸寒收引皆屬腎水

六氣為病

諸暴強直支痛緛戾裏急筋縮皆屬於風　足厥陰風木
乃肝膽之氣也

諸病喘嘔吐酸暴注下迫轉筋小便渾濁腹脹大鼓之如
鼓癰疽瘍疹瘤氣結核吐下霍亂瞀鬱腫脹鼻塞鼽衄
血溢血泄淋閟身熱惡寒戰慄驚惑悲笑譫妄衄衊血
汗皆屬於熱　手少陰君火之熱乃真心小腸之氣也

諸痙強直積飲痞隔中滿霍亂吐下體重胕腫肉如泥按
之不起皆屬於濕　足太陰濕土乃脾胃之氣也

諸熱瞀瘛暴瘖冒昧躁擾狂越罵詈驚駭胕腫疼痠氣逆
衝上禁慄如喪神守嚏嘔瘡瘍喉痺耳鳴及聾嘔涌溢
食不下目昧不明暴注瞤瘛暴病暴死皆屬於火　手
少陽相火之熱乃心包絡三焦之氣也
諸澁枯涸乾勁皴揭皆屬於燥　手陽明燥金乃肺與大
腸之氣也
諸病上下所出水液澄澈清冷癥瘕㿗疝堅痞腹痛（滿）急痛
下利清白食已不飢吐利腥穢屈伸不便厥逆禁固皆
屬於寒　足太陽寒水乃腎與膀胱之氣也
右正文二百七十七字散見於素問及王太僕註劉

守真撮其要以述此編

素問病機氣宜保命集敘

夫醫道者以濟世為良以愈疾為善蓋濟世者憑乎術愈疾者仗乎法故法之與術悉出內經之玄機此經固不可力而求知而得也況軒岐問荅理非造次奧藏金丹寶典深隱生化玄文為修行之經路作達道之天梯得其理者用如神聖失其理者似隔水山其法玄妙其功深遠固非小智所能窺測也若不訪求師範而生穿鑿者徒勞皓首耳餘二十有五志在內經日夜不輟殆至六旬得遇天人授飲美酒若椽手許面赤若醉一醒之後目至心靈大有

開悟術其功療左右逢源百發百中今見世醫多賴祖名
倚約舊方恥問不學特無更新之法縱聞善說反怒為非
嗚呼患者遇此之徒十誤八九豈念人命死而不復者哉
仁者鑒之可不痛與以此觀之是未知陰陽變化之道况
木極似金金極似火火極似水水極似土土極似木故經
曰亢則害承乃制謂己亢極反似勝己之化俗流未知故
認似作是以為陰陽失其本意經所謂誅罰無過命曰大
惑醫徒執迷反肆傍議縱用獲効終無了然之悟其道難
與語哉僕見如斯首述玄機刊行於世者已有宣明等三
書革庸病之鄙正俗論之舛訛宣揚古聖之法則普救後

人之命今將餘三十年間信如心手親用若神遠取諸物近取諸身比物立象直明真理治法方論裁成三卷三十二論目之曰素問病機氣宜保命集此集非崖略之說蓋得軒岐要妙之旨故用之可以濟人命捨之無以活人生得乎心髓秘之篋笥不敢輕以示人非絕仁人之心蓋聖人之法不遇當人未易授爾後之明者當自傳焉時大定丙午閏七月中元日河間劉完素守真述

内經拾遺序

内經拾遺方論者宗駱先生龍吉之遺書也昔者駱先生學古之道深究於天人陰陽五事之理洞見五臟癥結内白骨而生死人功補造化名于當時所著拾遺書六十二條皆可傳習其功非淺鮮矣厥後明之肖齋劉公與明羽朱公好學深思心知其意搜集内經殫心參究增續病症治方共八十二條則二公之繼志于駱先生者心亦良苦而林公宗漢其私淑弟子也學有淵源不忘所自為之親校其書述而梓焉夫古之慎斯術也醫不三世不服其藥蓋謂其有所受之古先哲人而非貴人以誠方者故服其

藥而不疑林公之述拾遺書將以生人也惟其志于生人
是故不秘其術而示天下以廣之則林公之功亦將遠矣
嘗閱漢書藝文志有黄帝内經扁鵲内經白氏内經又有
外經旁篇諸書今獨黄帝内經存焉班固以為善醫者猶
磁石取鐵以物相使而要其旨於血脉經絡陰陽表裏以
起百病之本死生之分可謂篤論然又列經方諸家以為
經方者本草木之寒溫量疾病之深淺假藥味之滋因氣
感之宜以通閉解結反之于平則盡之矣夫知方而不知
經則失其理知經而不知方則失其宜經譬則碁盤黒白
子也方則人之相碁者也善碁者先後用子勝而不敗則

知方也古方用意不同精微寄焉非知經者不能究其理宜余閱拾遺方論眼明心慧發其精微其諸俞拊倉公之遺意歟因謂林公是書出所活萬億不足計矣梓而廣之可也

康熙庚寅夏五月上浣古吳朱元英師晦甫題

內經拾遺序

醫之有內經猶儒之有六經也昔黃帝與天師岐伯等參酌五運之興衰六氣之勝負七情之順逆三陰三陽之虛實作書八十一篇為醫家源本是故內經者醫學之津梁也顧其蘊精奧雖歷經前賢纘述亦有未盡闡發者也知煎

厥薄厥風消心掣諸症河間曾於宣明論題其畧而未克
引經出症隨症出論隨論出方讀者不無遺憾宗駱龍吉
先生起而銓疏之方因乎症症舉乎經臚為六十二條支
分派析如觀指上羅紋反掌即現題曰內經拾遺則思亦
過半矣而有明淮陰肖齋劉公偕古崇明守朱公復採攄
經義增以八十二條俾寒暑燥濕補寫温涼無症不悉備
無方不考驗誠濟世之要編也內兄宗漢林君受業於朱
同守先生門授而讀之緣是目明心了不必飲長桑上池
水而後洞見癥結也不必歡黄冠椽斗酒而後大開靈悟
也對症引經循方命藥罔不應手奏效一時名噪白下薦

紳大夫爭器重之而大江南北之內而起之者又不可勝數矣暇時嘗謂予曰拾遺一書果屬醫家善本予治病數十年未有出其理法者予曰瑾瑜之寶當與天下共之君婆心濟世詎宜自私林君亦惴惴焉惟此書湮沒之是懼爰嚴其校讐鋟梓以廣其傳蓋亦所謂己立立人己達達人之意也歟予因之有感矣夫近匠雖巧不能逃繩墨治雖工不能越模範而況醫道精微貴又宜慎海內青囊肘後不獲概見而醫不原經以識症症不考方以命藥任意妄投猶方枘而圓枘烏覩所謂成三折而效一匕哉然則是書一出不惟業醫者堪奉為玉鑑冰壺而養親攝身君子

並當家藏一帙遊覽其中亦有以衷夫寒熱調其攻補抵榮衛於和平不致枉為二豎所侵亦賊所虐也識者其以予言為然乎否同夏陸鴻芳洲氏拜題

增補駱龍吉內經拾遺方論卷之三序

內經拾遺方論宋駱龍吉所撰也書凡八卷合六十二篇發明內經指示後學繼往開來績匪淺鮮其空谷足音絕無而僅有者與不佞徧考素靈其未經收入者十恒五六不揣蠡測竊附管窺因續集八十八篇共一百五十篇釐為二集愚何人斯而敢與駱氏相頡頏哉學步邯鄲效顰

西子今實蹈之言雖謭陋不無可採倘遇知音諒不以道旁苦李社林老櫟而棄之萬曆己亥莫春望肖齋劉浴德

子新自序

一駱氏方論六有十二不佞續集方論八十有八共一百五十第而素靈病能無餘蘊矣

一每第先經文次釋義夫字上者經文也夫字下者釋義也悉遵駱氏例

一每第下所書主病者悉遵劉河間先生宣明論例也

一駱氏專以篇目為次第不佞專以病症為次第觀者當自得之

一靈樞五積止有肥氣伏梁息賁奔豚四積而缺痞氣
一積不侫僭以難經一段補為一第
一是集不續傷寒者何以有仲景傷寒論在也
一出素問某篇者止書某篇之名若出靈樞者加靈樞
二字於某篇之上以別之而已
一出素問者標素問二字於目上出靈樞者標靈樞二
字於目上有先素問後靈樞者又標素靈於其上有
先靈樞後素問者又標靈素於其上有先靈素後難
經者又標靈難於其上若出靈樞甲乙者又以靈甲
標之若出靈樞史記者又以靈史標之至於出素問

補遺者則止標補遺二字以別之而已

素問直解序錢塘高世栻士宗譔

著述家書成必序序者序著述之由約以數語明此書之有裨於世余於黄帝素問一書殫心研註十載告竣名曰直解自謂有是經宜有是解有是解宜付剞劂會於吾心質之古人吾事畢矣又何序焉孔安國序尚書云伏羲神農黄帝書謂之三墳皆言道也素問以陰陽之理闡天人之道天地陰陽具於人身人身陰陽同於天地苟非其人此道不明今以軒岐所論而問之儒儒必不知諉諸醫復復以軒岐所論而問之醫醫且茫然無以對嗚呼素問之傳數千百年矣數千百年之不明何日明之儒與醫之不

知何人知之且夫軒岐開醫道之原而軒岐經論不彰方技為旁門之術而方技偽書日盛醫安茍簡畏其所難必以軒岐內經教醫天下其無醫哉嗟嗟是猶楊墨之言充塞兩間一旦語以孔孟之學必譏其迂遠而不切於用矣誠知是則余以是解解軒岐亦即以是解質軒岐不必質天下也已又何序焉雖然序之而不欲序傷之也心焉傷之無可語者然豈竟無可語者聊存數言以俟後之君子

時康熙乙亥之春錢塘高世栻士宗題於侶山講堂

凡例九條

一素問內經乃軒岐明道之書開物成務醫道始昌雖

秦火煽毒而醫書獨全後之註者或割裂全文或删改字句剽竊詭道竇開罪於先聖如靈素合刻纂集類經是已惟王太僕馬玄臺張隱庵註釋俱屬全文然字句文義有重複而不作衍文者有倒置而未經改正者有以訛傳訛而弗加詳察者余細為考較確參訂正庶幾上補聖經下裨後學

一六經文史歷代有名卿大儒互參考訂奕世宗仰至醫門經論未得名儒碩士繙閱鋟梓故范無徵信即素問一經各家雖有註釋余詳視之非苟簡隙漏即敷淺不經隱菴集註義意藴深其失也晦余不得已而更註

之顏曰直解世之識者尚其鑒諸
一隱菴先有集註之刻不便雷同故曰直解註釋直捷明白可合正文誦讀非如張太嶽四書直解其訓詁有不可讀者
一素問八十一篇原遺闕二篇今已搜補矣每篇名目俱當詮解茲刻不第詮解篇名即篇中大旨亦逐為拈出一篇之中分為數節蓋以詞論冗繁畧分節旨使觀者易於領會耳
一軒岐素問謂之聖經不容假借無奈後人著作方書偏剿襲其義摘取其文而經脉鍼刺之理三才運氣之

道茫乎若迷嗚呼世如斯醫如斯學道者又如斯則經幾晦於方技將見素問內經徒寄空名於天壤耳後之業是道者當知篇張字句皆屬珠璣毋容稍為去取者也

一是書體會先聖微意言言中的字字見解而一鍼一血亦必深入淺出俾千百世後永為畫定不易之說庶軒岐問答之神躍躍紙上而至精至微之理炳若日星然道非淺近故本經云非其人勿授非其真不傳余之勞心神歷寒暑以成此解亦第藏之名山傳之其人而已此外復何計哉

一素問註解不下十餘家余多方購覽而明顯入彀者
十不得一然世之學者但知諸刻紛紜其中是非莫辨
真偽難分余豈能執余註而告諸人曰余解是真也非
偽也噫必不能矣所以雖付剞劂要亦信諸吾心質之
軒岐不冀人之知也雖然人同此心心同此理倘後之
君子或嗣而續之倡而明之又余之深幸也夫

一素問論人身陰陽血氣藏府經脉而無治病之法是
以數千年来醫家咸置不問蓋義理精深無從探討是
解則理明義達不冗不漏然必誠求研求潛心會悟始
能得其旨趣者余著傷寒集註梓以問世亦可謂理

明義達不冗不漏矣而研求會悟似鮮其人因思素問
之書亦猶是也言念及此良可悲已
一素問直解外更有本草崇原靈樞直解金匱集註聖
經賢論剞劂告竣尤有醫學真傳之梓蓋本神農黃帝
仲景諸書而詳明識證施諸品方用藥之法也余嘗謂
聖賢經論猶布帛菽粟布帛禦寒而必為之衣菽粟救
飢而必為之食醫學真傳亦為衣而使人可衣為食而
令人可食也然必經論俱成而後梓也姑有待也

素靈類纂約註序

休甯汪昂訒菴譔

醫學之有素問靈樞猶吾儒之有六經語孟也病機之變

萬有不齊悉範圍之不外是焉古之宗工與今之能手師承其說以之濟世壽民其功不可究殫顧吾儒率專精制舉以是為方技而莫之或習即涉獵亦未嘗及之愚謂先王之制六經凡以為民也有詩書禮樂以正其德復有刑政以防其淫其間不順于軌者雖殺之而罔或惜焉然其要則歸于生之而已至于夭厲為災疾痛愁苦坐視其轉死而莫之救而禮樂刑政之用于是乎或窮是以上古聖人作為醫術用以斡旋氣運調劑羣生使物不疵癘民不夭札舉世之所恃賴日用之所必需其功用直與禮樂刑政相為表裏顧安得以為方技之書而忽之與況其書理

致淵深包舉弘博上窮蒼黔七政之經下察風水五方之
宜中列人身賅存之數與夫陰陽之闔闢五行之勝復可
以驗政治之得失補造化之不齊非深于性命之旨者其
孰能與于斯乎第全書浩衍又隨問條荅不便觀覽雖岐
黄專家尚望洋意沮況于學士大夫乎余衡泌之人無事
棄日不揣固陋竊欲比類而分次之偶見滑伯仁有素問
鈔一編其用意頗與余同然而割裂全文更為穿貫雖分
門類而凌躐錯雜遂失原書之面目得無疑誤後學而獲
罪先聖也乎又謂兩經從未有合編者特為珠聯以愚意
條析分為九類雖有刪節而段落仍舊下註出于某篇不

敢謬為參錯其存者要以適用而止且參酌諸註務令簡明使讀者瞭然心目聊取友約之意以就正于有道云爾

康熙己巳夏日訒菴汪昂題于延禧堂

凡例六條

一素問靈樞各八十一篇其中病證脉候藏府經絡鍼灸方藥錯見雜出讀之茫無津涯難以得其竅會本集除鍼灸之法不錄餘者分為九篇以類相從用便觀覽于各篇之中復有前後條貫數仍不離乎九也

一素問在唐有王啟玄之註為註釋之開山註內有補經文所未及者可謂有功先聖然年世久遠間有訛誤

風氣未開復有畧而無註者至明萬歷間而有馬玄臺吳鶴皋二註事屬繼起宜令經旨益明而馬註舛謬頗多又有隨文敷衍有註猶之無註者反訾王註逢疑則黙亦不知量之過也吳註間有闡發補前註所未備然多改經文亦覺嫌于輕擅余之所見者三書而已及書已成復見張隱菴素問集註刻于康熙庚戌皆其同人所著盡屏舊文多創臆解恐亦以私意測度聖人者也集中遵各註者十之七增鄙見者十之三或節其繁蕪或辨其謬誤或暢其文義或詳其未悉或置為闕疑務令語簡~~意~~義明或名約註閱三十餘年而書始就誠不自

知也其無當唯高明之家教之

一靈樞從前無註其文字古奥名數繁多觀者蹙頞顰眉醫家率廢而不讀至明始有馬玄臺之註其疏經絡穴道頗為詳明可謂有功後學雖其中間有出入然以從来畏難之書而能力闢壇坫以視素問之註則過之遠矣

一素問治兼諸法文悉義詳敌説理之文多本集以素問為主而靈樞副之其素問與靈樞同者皆用素問而不用靈樞至于鍼灸之法與醫藥不同本集不暇旁及故概删而不録然素問所引經文多出靈樞則靈樞在

前而素問居後踵事增華故文義為尤詳也

一素問所言五運六氣弘深奧渺靈樞所言經絡穴道纖析絲分誠秘笈之靈文非神聖其孰能知之本集義取纂要不能多錄欲深造者當于全書而究心焉

一本集所引王註乃唐太僕啟玄子王冰註也新校正乃宋秘書林億諸人所讐校之文也馬註明玄臺子馬蒔註也吳註明鶴臯吳崑註也張註乃　國朝武林隱菴張志聰等所註也

一篇中精義要義用○、病症脉形用｜△

訒菴汪昂識

黃帝內經靈樞素問序 集註 錢塘張志聰隱庵

先儒有云經傳而經亾非經亾也亾於傳經者之精而以牖求之深而以淺視之之失其旨歸也夫靈素之為烈於天下也千百年於茲矣然余嘗攷漢藝文志曰黃帝內經一十八卷而靈樞居其九素問亦居其九昔人謂先靈樞而后素問者何也盖以素問為世人病所由生也病所生而弗慎之則無以防其流故篇中所載陰陽寒暑之所從飲食居處之所攝五運生制之所由勝復六氣時序之所由逆從靡弗從其本而謹制之以示人維持而生人之患微矣若靈樞為世人病所由治也病既生而弗治之則無

以通其源故本經所論榮衛血氣之道路經脉藏府之貫
通天地壘時之所由法音律風野之所分由靡弗藉其鍼
而開導之以明理之本始而惠世之澤長矣是靈樞素問
為萬世所永賴靡有息也故本經曰人與天地相參日月
相應而三才之道大備是以人氣流行上應日行於二十
八宿之度又應月之盈虧以合海水之消長且以十二經
脉藏府外合於百川滙集之水咸相符也故本經八十一
篇以應九九之數合三才之道三而三之成九九九八十
一篇以起黃鍾之數其理廣大其道淵微傳竹帛而使萬
世黎民不罹災眚之患者孰不累此經也哉乃有皇甫士

安類為甲乙鍼經而玄臺馬氏又專言鍼而昧理俾後世
遂指是經為鍼傳而忽之而是經幾為贅旒矣余憫聖經
之失傳懼後學之沿習遂忘愚昧素問註疏告竣復集同
學諸公舉靈樞而詮釋之因知經意深微旨趣層折一字
一理確有指歸以理會鍼因鍼悟證殫心研慮雞鳴風雨
未敢少休庶幾藉是可告無罪乎俾後之人讀素問而嚴
病之所以起讀靈樞而識病之所以瘳則藏府可以貫通
經脉可以出入三才可以合道九鍼可以同法察形氣可
以知生死壽夭之源觀容色可以辨邪正美惡之類且也
因九鍼而悟洛書之妙理分小鍼而并識河圖之微情則

前民而範圍不過者大易之傳統乎是矣則利民生而裁成不遺者墳典之傳亦統乎是矣敢以質之天下後世之同學者亦或有以諒余之灌灌也夫

康熙壬子葵夏錢塘張隱菴書于西泠怡堂

素問懸解自序

昌邑黃元御坤載譔

黃帝諮岐伯作內經垂素問靈樞之篇醫法淵源自此而始所謂玄之又玄眾妙之門者也秦漢而後韋絕簡亂錯落舛互譬之棼然不可理矣玉楸子盛壯之年時雍正甲寅年三十誤服庸工毒藥幸而未死遂抱杜欽褚炤之痛憤檢發漢醫書恨其不通通者思邈真人千金一書而已上溯岐黃伏讀靈素識其

梗概乃悟醫源至其紊亂錯訛未能正也乾隆甲戌客處
北都成新書八部授門人畢子武齡字維新金陵人服習年餘直
與扁倉並駕畢子既得先聖心傳復以箋注素靈為請其
時精力衰乏自惟老矣時年五十謝曰不能乙亥春初畢子又
以前言請且謂醫尊四聖自今日始仲景二注已成岐黃
扁鵲之書迄無解者三聖之靈未無遺憾過此以往來者
誦法新書心開目明而不解先聖古義又將恨無終窮也
時維二月寒消凍解律轉陽回門柳綻金庭蘭孕玉揪
子客況蕭蘦旅懷索落歌遠遊之章誦閒居之賦幽思纏縷
起殊非杜康所解乃箋釋素問以消菀煩十一月終書成

淆亂移正條緒清分舊文按部新義煥然嗟乎僕以東海頑人遠賓上國研田為農管城作君流連尺素愛惜分陰春雪纔收秋露忽零星斗屢易弦望幾更倏而朧陰促節急景催年冰澌長河霜結脩簷歲凜凜以愁暮心悢悢而哀離夜耿耿而永懷晝營營而遙思此亦羈客遷人騷牢悱怨之極概誠足悲憂不可說也無何稿脫書清事竣業就遂作岐伯之高弟黃帝之功臣是即擁旌萬里之榮南面百城之樂也貧而暴富莫加於此矣南史沈攸之有言窮達有命不如讀書掩卷愴然情百其慨武夫學劍僅敵一人醫士讀書遂宰天下痛念先聖傳經本以起死詎知

下工學古反以戕生良由文義玄深加之編寫凌亂豈其
終身無靈寶乃白頭不解僕以為死生大矣何必讀書也
乾隆二十年十一月已亥黃元御譔

素問懸解目錄

卷二

卷五

巻六

卷七

卷十

按目錄與原經不同附此以備考證
（先後注序各本）（參）
昔唐太僕王冰注素問精勤博訪歷十二年方臻理要宋

祿卿林億輩典校舊文猶或議之蓋將闡揚至道羽翼徵言因若斯之難也迄今披覽遺編綜觀體要未嘗不歎其研精於經者深而為功於世者大也然或條緒未明强為移置或譌舛未正曲為詮釋誠有足議未可盡從林億輩從而正之雖多所發明亦得失相半要未能躊躇而滿志也夫後人之著述每視古人而益詳觀王冰之注視全元起之訓解為詳矣觀林億之校正視王冰之注又加詳矣豈古人之心思材力果不逮後人耶非也道經遞闡而益明理以互證而愈邃竊意後世必有探微窮奧集其大成遠勝於前人之所為者迺自宋元以來士大夫咸薄為藝

術置而勿講蓋斯道亦漸微矣向讀黃坤載先生素靈微蘊四聖心源諸書與析天人妙燭幽隱毎謂自越人仲景而後罕有其倫繼而聞先生猶有素問靈樞難經諸解神往者久之顧世無刊本且聞其後裔珍藏甚密欲一覯卒不可得春初陳子夢陶偶遊坊肆見先生遺書鈔本若干帙舉以告余余遂與訪之則素問靈樞難經諸解具在焉亟購以歸日夜披讀寢食俱忘觀其條理分明篇第昭晰其所移置則若符節之合也義意周密脉絡融貫其所詮釋則若日星之炳也然後歎窮微探奧集其大成遠勝於前人之所為者竊幸於先生見之也難經懸解既已梓而

行之今將刻素問懸解因書以冠篇首同治十一年壬申
四月陽湖馮承熙叙

昔黄帝傳醫欲不用毒藥砭石先立鍼經而欲以微鍼除百姓之病故諮岐伯而作靈樞靈樞即鍼經也靈樞乃素問之原凡刺法腧穴經絡藏象皆自靈樞發之而錯亂外互亦與素問相同既解素問靈樞不可不解矣丙子二月方欲作之滄明居士請先解道德道德既成於二月二十五日乃刱此草正其錯亂發其幽杳五月二日書竣丈夫當删詩書定禮樂嬰武人言不足為也維時青陽初謝朱夏方來上臨赫日下拂炎風益以披裘帶索食玉炊桂鼻

頭出大心下如海申以梁生適越陸子入洛旅懷鬱陶撫事彌深風雨河山之淚又復滛滛欲下也顧憂能傷人悲可損性前乎吾者非泰山治鬼則地下脩文而僕以沉菀偃蹇之身巋然獨在賴此尺籍以消長日憑此寸穎以遣煩冤岐黃之德普矣而嘉惠藐躬功亦不細長生久視之法即此而在不必遠訪崆峒遙羨蓬萊也迨乎論成注畢則已變泣成歌破愁為笑人之情已富者不美已貴者不榮朱紱無擾綠蘿常親攤卷朗吟其樂靡窮吾今而知莫富於山林之士莫貴乎烟霞之人此中真意正自可悅耳慨自龍胡已去聖藻猶存而遺文顛倒亂於俗士之手遂

使經傳而義晦自茲以還玄珠永墜赤水迷津詎意斯文未喪千載重明日月光天山河麗地古聖心傳昭然如揭向使身都通顯則今段奇功淹沒於晏安豫樂之中矣何以有此然則窮愁著書是乃岐黃之靈抑亦彼蒼之心也又何怨焉昔漢武愛司馬長卿文僕文未必如長卿而澹明最好之書成十八九時連索序草遂臭海上之大華上君子亦有此癖序畢呈焉恐未足發凌雲之意爾昌邑黃元御坤載譔

素問釋義序　陽湖張琦宛鄰甫學

叙曰内經素問十二卷唐王冰注漢書藝文志黄帝内經十八卷無素問之名隋書經籍志始載素問九卷後漢張機傷寒論序云撰用素問九卷晉皇甫謐王叔和皆引用之則素問之名實始於東漢謂即黄帝之内經與否正不可知而要為漢以前書無疑也自漢以来多所譌雜隋全元起始作訓詁王冰繼之廣為詮註素問

於是大著學者皆宗之然冰之注得不償失託言藏本多所改竄又移其篇第以意分合於蕪雜之文曲為解說牽合附會强以相通宋光祿卿林億等校以舊本晰其異同離合素問之外雜真偽於是乎見矣古人於醫列之藝術漢晉而後始以成名然其道極精生死係之古書散佚不可多見微言奧旨僅具於此所藉後之賢者考其真偽別其精粗以明古聖之義而又依文穿鑿無所決擇反令先聖之道晦而不彰轉相傳述異說蠭起意旨乖謬散亂而不可理是又訓經者之過也琦少好是書又病其雜因求其宗旨按其條理重為詮釋疑

者闕之偽者乙之合者存之誤者正之潛神竭慮歲閱
二十成釋義十卷其篇次仍王氏之舊而以林氏校正
分註以存其真其第七卷晉時已亡林氏謂王氏取陰
陽大論所補亦古書也今並仍之非敢故創臆解以求
異前人庶欲別白是非彰晦闡微以備後世參擇其有
疏誤惟達者正之昌邑黄元御素靈微蘊江陰章合節
素問闕疑二書行世未久見者或少篇中時用其說焉
道光九年十月陽湖張琦

持素脉篇第一持素持篇第二持素證篇第三序

黟俞正燮理初

持素畢目録曰脂乎哉聖人之仁也上世湛意在心人
神相語移精祝由先巫是用神農氏嘗藥分品上以養
命中性下病垂利萬世黄帝坐明堂正天綱岐伯伯高
鬼臾區少師少俞雷公以開敏之才留意性命時則已
有脉經上下篇脉要陰陽奇恒比類從容尺寸本病人
事治數頗著其略鈎沉拾遺與鬼臾區積考十世天元
冊文太古文章並為奇作也其時學者受師未終將以亂
經迷診天人長命黄帝哀焉乃垂聖慮勤樹天度以道
求運以運證病經絡孫隧畢有道里宗氣營衛有生之
常鍼灸之外湯藥至齊診有大方静候氣口又分貧富

勞佚肥瘦男女嬰壯勇怯動病主病移病傳病久病新
病奇病大奇廣設形證以求其合要道用全萬投萬中
漢初循傳脈書上下經五色診奇咳術揆度陰陽外變
藥論石神接陰陽禁書後人誦其文字得一兩篇便以
名術挾技索賂自謂奇特越人難經佗脈謠鍼皆習黃
書編錄以意藏六府五心為厥陰徒取口給用以診候
違乎遠矣越人者自求表異是以更名自功使黃帝義
淆佗業已焚中藏數篇出於雜綴診候之法尤異古經
謠顛倒是非六藝所傳核之三古得謠詐譌又復竄改
醫經絕人性理甲乙所列雜以難經文複義悖乃引易

曰觀其所聚而天地之情可見矣豈非寒食散發逆理
背常之書乎張機生於季漢有用素問醫術能賢斯人
而已世多粗工不傳其業讀傷寒卒病文理並妙中雜
王叔和言關格脉名異於正術然治本仲景亦未大損
叔和脉經宋賢所歎今得覽之正復愚謬人迎直脉上
頭下胸居然不曉餘所抄集亦有迷瞀詐病詐處仲景
戲謔亦采為經何以示則王冰林億較注古籍拉彼入
此使之淆亂然王氏頗能旁徵明堂惠貺後學晁公武
乃謂靈樞晚出為冰抄撮諡書是與謂中庸抄撮家語
不全者何異劉完素有素問玄機原病式沈作喆嘗取

二經論天人之奥者離之合之正是之醫士李杲羅從
謙滑壽丁瓚汪機張介賓汪昂又仿難經甲乙經離析
章句自為篇第夫物不分則意隱方不聚則義偏諸君
才力未足以語此譬之薛薄入海未能得寶得見洪濤
與摩竭魚亦可謂之志士也人生受形頭腹手足經脉
十二絡脉三百六十又五天運風濕熱火燥寒持脉急
緩大小滑濇此古今所同醫所循用也徒以采擇不審
條分不當末學不復推求謬云師説不同至謂血氣亦
有改革方書處病展轉販引題以經曰而失其句讀經
或實無其語靈樞經脉明言經脉動病藏府脉骨筋氣

主病素問刺瘧明言經瘧藏瘧自難經以下均經脉藏
府不知是二隨意摭采惟古有訓具在簡札可覆視也
漢志黄帝内經十八篇鍼經九素問九也鍼經分見隋
書經籍志目唐又謂之九靈經一書二名者注説家自
為名目素問與靈樞相應素問名義如素王之素黄帝
以大神靈徧索先師所措著之精光之論仍復請藏慎
傳古人刑名八索九邱素索邱皆空也刑病皆空設之
欲人不犯法不害性故曰湯液醪醴為而不用嗚呼豈
不仁哉律有庸醫殺人由所受多妄故采二經為持素
經水十二取濟作膠惟其用耳江海雖大非所及也庶

比仲景用之之功且無失仁聖名素之義亦冀聰明英
妙之士合而正之

脉篇第一

持篇第二

氣口候二之二
人迎候二之三
三部九候二之四
太衝候二之五
衝陽候二之六
絡脉候二之七
氣口應候二之八
持氣口二之九
四時應持二之十
五藏應持二之十一

胃氣真藏應持二之十二

運氣不應持二之十三

氣血形色陰陽脈名持法雜比略例二之十四

證篇第三

手太陰經肺藏脈證三之一

手陽明經大腸府脈證三之二

足陽明經胃府脈證三之三

足太陰經脾藏脈證三之四

手少陰經心藏脈證三之五

手太陽經小腸府脈證三之六

足太陽經膀胱府脉證三之七

足少陰經腎藏脉證三之八

督脉任脉衝脉胞脉胞府蹻脉帶脉維脉證三之九

手心主厥陰經心包絡脉證三之十

手少陽經三焦府脉證三之十一

營衛脉證三之十二

足少陽經膽府脉證三之十三

足厥陰經肝藏脉證三之十四

經筋證三之十五

絡脈左注右右注左上下相干證三之十六

脉證雜比略例三之十七

序曰右凡三篇四十五部悉采靈樞素問使成一家言斟酌經義文約法存也人通天地中列三才去泰去甚靈氣往来烝烝聖帝情見乎辭哀念衆子説又説之家别流分儒生不好工師執筆荅問顛倒亂孔籍又亂黄書背常逆理罪在魏儒树翁以来至於小生帀月寤思庶幾神明用經證經以倫以次不煩極論畢陳古誼我舒憤懣志則無欺中人以上可以與知脉篇本也持篇法也處脉處方在四時應持五藏應持也處脉有時黙

念在心在胃氣應持運氣不應持也及其持時乃取證篇
決別疑似廣神智也胃氣真藏與經脈證分部別居一
知生死一知病處治十全也脈意微妙證有定方勿妄
詮也君子懷刑有律篇也醫師慎此盛賄美譽又延年
也言不過辭動不過則將以仁術受福於天也

附日本經籍訪古志補遺醫部

重廣補註黄帝内經素問二十四卷

明代模刻宋本聿脩堂藏每半版高七寸强幅五寸二分十行行二十字注文雙行三十字每卷末附釋音板心記刻手名字不記刊行年月每卷捺東井文庫宋文静然之印朱白相錯二印

柳沜先生跋曰右本與顧氏所刻同從北宋板重雕者若殷匡炅恒玄徵鏡字並缺末筆其楮墨鋟摹並臻精妙遠過顧刻卷首鈐東井文庫印蓋係慶元間名醫一溪先生舊物

或曰此本檢其體式恐非北宋舊刊据標目重廣
字卷首署諸臣銜名俱似非當時之式南宋刊經
傳往往附釋音此本亦然
按素問以此本為最正而明代覆刻者凡有三種
其一嘉靖庚戌顧定芳所重雕其行款體式一與
此同首有顧從德序松江府志及秦漢印統舉顧
氏世系履歴宜考其一為無名氏所刊板式亦同
不記梓行嵗月文字或有譌盖係坊間重雕存誠
藥室藏其一為吳勉學重雕顧氏本收在醫統正
脉中卷首宋臣序序字作表板心文字頗屬削却

又有萬歷甲申周曰校刊本卷數與此同今細勘
之實以無名氏仿宋本為原皇國二百年前活字
配印本容安書院藏及寛文三年刊本並據此本
寛文本序後稱呉勉學重校梓每卷宋臣名銜次
稱熊宗立句讀葢坊間求售伎倆不復周氏之舊
又濇之恒黃海所收本亦依無名氏仿宋本昌平
學藏

重雕補註釋文黃帝内經素問二十四卷

古鈔本躋壽館藏釋音移在每注下每半葉高六
寸八分幅四寸八分强八行行二十字注文雙行

不記鈔寫年月及名氏卷十八末題假承務郎權醫學錄臣趙叔度校正軍器庫副使兼翰林醫官臣盧德誠校正

按此本有皇國古時博士家朱點檢其紙質字樣當是四五百年外物經注文字間有異同往往與元槧合要雖不及宋本之善然亦卓有可以訂諸本之謬者如天真論年半百而動作皆衰半上有至字與太素及千金合陰陽應象論化五氣化下有為字平人氣象論脉小實而堅者病在内病上有曰字與例合痺論或燥或濕無或濕二字與歧

伯答合大奇論脉至如火薪然薪作新與注合氣府論俠背以下至尻尾背作脊水熱穴論闕門不利門作閉與注合之類是也蓋今行宋本以北宋本為原而此則就南宋本謄鈔者歟此係肥後村井椿壽所藏天保癸卯其子玄濟獻之醫學者小島春沂近獲舊鈔本零一卷稍同此本

新刊補註釋文黄帝内經素問十二卷素問遺編一卷運氣論奥三卷黄帝内經靈樞十二卷

元至元己卯古林書屋刊本聿脩堂藏

素問總目後有木記曰是書乃醫家至切至要之

文惜乎舊本訛舛漏落有誤學者本堂今求元豐
孫校正家藏善本重加訂正分為一十二卷以便
檢閱衛生君子幸垂藻鑑又目錄後有木蓋子題
曰元本二十四卷今併為一十二卷刊行又末有
木記題至元己卯菖節古林書堂新刊

黄帝内經太素三十卷

缺第一第四第七第十六第十八第二十第二十
一凡七經傳寫仁和三年舊鈔本
唐通直郎守太子文學楊上善奉敕撰注每卷末
記仁平文壽保元仁安等年月有云以家本移點

校合丁憲基有云移照丁丹波賴基舊為卷軸界
行高七寸五分强弱每行字數不同十四五字至
十六七字界行高廣與延喜圖書式所言合當時
之制僅存于是書可貴

是書久無傳本曩歲平安福井棣亭得第廿七卷
模刻以傳既而小島學古聞尾藩淺井正翼就仁
和寺書庫鈔得廿餘卷亟使書手杉本望雲就而
謄錄以歸即是本也學古之功偉矣棣亭所得蓋
亦同種云

（新刊）圖解素問要旨論

（新刊）圖解素問要旨論

該書爲醫經發揮類著作，金劉完素撰於十三世紀初，原書三卷。此後由劉氏弟子馬宗素重編爲八卷。今影印底本爲清代康熙後期至乾隆間的仿元刻抄本。

形制

索書號〇五三七六。存一册，八卷。書高二十三點五釐米，寬十七點一釐米。版框高二十點一釐米，寬十四點三釐米。每半葉十五行，行二十八字。白口，左右雙邊，黑魚尾。魚尾下載『素問卷幾』。烏絲欄。正楷精抄。

封面手書『素問圖解要旨論』。書首爲『平陽洪洞馬宗素謹序』，無作序時間。次爲『總目』，下分九篇。此後爲『河間劉守真謹序』，亦無撰序年。序後有原刻本書商之題識。正文卷首題署爲『新刊圖解素問要旨論卷之一／劉守真撰，馬宗素重編』。下有兩方陰文朱印：『祖庚在軍中所讀書』『同書』。該本『弦』字缺末筆（避康熙帝名諱），但『炎』『淡』等字不避嘉慶帝名諱，故推測此抄本約抄於康熙後期至乾隆間。

内容提要

該書責任人署名爲『劉守真撰，馬宗素重編』。劉完素〔一〕（約一一三二至一二〇八）字守真，河間（今屬河北）人，人稱劉河間。金代著名醫家，《金史》卷一百三十一『方伎』有傳。劉氏曾撰《〈内經〉運氣要旨》三卷，内分九篇。其自序云：『經之所論，元機奥妙，旨趣幽深，習者卒無所悟，而悟得其意者鮮矣』，於是撮其樞要、設圖、釋字，言詞從俗，而成此書，其時約在十三世紀初。

金代平陽洪洞（今屬山西）人馬宗素，又在劉完素《〈内經〉運氣要旨》基礎上，重爲編定（年代不詳），更名《圖解素問要旨論》。該書馬宗素序云：『宗素自幼習醫術，酷好《素問》《内經》，玉册靈文，以師事先生門下，粗得其意趣。釋《要旨語》九篇，分作八卷。』

〔一〕　方春陽：《中國歷代名醫碑傳集》，北京：人民衛生出版社，二〇〇九年，第一九三至一九八頁。

其書正文冠以『舊經』者，乃劉守真原書之文，『新添』則爲馬宗素續添之見〔一〕。是書九篇，從『彰釋元機第一』至『六步氣候變用第六』前半部，皆闡發五運六氣之説。『六步氣候變用第六』後半部則言『凡天之六氣所至，則人脉亦應之而至也』，云此即『天和六脉』，故其説多侈談『六氣脉』。此後『通明形氣篇第七』解釋人之體表、臟腑、十二經脉的名稱、位置及經脉流注，與運氣説并無多大關係。『法明標本篇第八』則次第講述十二經之病狀、『五邪』（虚邪、實邪、賊邪、微邪、正邪）生病、五運本病、六氣本病（多爲病機十九條内容）以及諸治法。『守正防危篇第九』爲『舊經』文，談五味、四氣，歲主藥食之宜及『藥食者法』，且涉及養生之道。馬宗素又新添『補瀉生肺法』，乃論針刺補瀉。綜觀該書所論，以運氣説爲主，理論推導居多，結合臨床治療者少。馬宗素曾撰《傷寒醫鑒》，提出『傷寒鈐法』，即按得病日時推演治法，此説與仲景辨證論治不同，故被後世斥之爲『無稽之術』。此『傷寒鈐法』拘守運氣時日，循環推演，但在《圖解素問要旨論》此類『鈐法』尚不明顯。

著録及傳承

《素問要旨論》或《新刊圖解素問要旨論》一書見於明清多種書目記載。《宋以前醫籍考》〔二〕中彙集的有關該書的書目就有《萬卷堂書目》《國史經籍志》等十餘種書目。其中《藝芸精舍宋元本書目》著録有此書金本，《皕宋樓藏書志》《宋元本行格表》《静嘉堂文庫國書分類目録》等著録此書元刻本，《述古堂藏書目》《郘亭知見傳本書目》《鐵琴銅劍樓藏書目録》著録影金元抄本。對照《四庫未收書目提要》等書據上述書志所載行數字數，以及序後抄有刊書人題記等所確定的元刻本，可知今影印底本應該是仿照元本的精抄本。該書金元抄本未見存世，亦未見翻刻本，唯此仿元刻的清抄孤本存世，見《北京圖書館善本書目》著録〔三〕。此後《中醫圖書聯合目録》及其後續書目所載均著録此本〔四〕。據該書所鈐『祖庚在軍中所讀書』『同書』二印，此書曾經清代大臣翁同書（一八一〇至一八六五）收藏。翁同書殁後，其書先傳其子，後歸其弟翁同龢收藏。翁氏後人將藏書捐贈給國家圖書館〔五〕，其中即有此本。

〔一〕按《静嘉堂秘籍志》云：『凡《内經素問》所有者注曰「舊經」，凡守真所撰者注「新添」，皆黑質白章别之。』（轉引自［日］岡西爲人：《宋以前醫籍考》（上），北京：學苑出版社，二〇一〇年，第五七頁）然經核查，此書『舊經』下之文字并非出自《内經素問》，故此『舊經』當爲守真之言，『新添』當爲馬宗素重編時所加。

〔二〕轉引自［日］岡西爲人：《宋以前醫籍考》（上），北京：學苑出版社，二〇一〇年，第五七至五九頁。

〔三〕北京圖書館編：《北京圖書館善本書目》卷四《子部上·醫家類》，北京：中華書局，一九五九年，第二二葉b。

〔四〕中醫研究院、北京圖書館編：《中醫圖書聯合目録》，北京圖書館一九六一年鉛印本，第一五頁。

〔五〕仲偉行：《常熟翁氏藏書源流考》，《文獻》二〇〇三年第一期，第二〇七至二一三頁。

素問圖解要旨論

夫三皇設教上帝垂慈愍羣生有困篤之疾救黎庶有夭殤之厄遂談運氣說太始之冊文開榮醫鑑彰太素之妙門　先聖既遺軌範素問靈樞二經共為一十八卷其理奧妙披會難明今有劉守真先生者曾遇陳先生服仙酒醉覺得悟素問元機如越人遇長桑君飲上泉水隔腹觀病之說也然先生談元病式一卷宣明論五卷要旨論三卷其原病式者明病機本說六氣病源宣明論者精要醫方五運六氣用藥古往及今淵奧妙旨莫越於此也要旨論者素問隱微天地大紀人身通應變化殊途其理簡易其趣深幽惟此經釋為龜鏡者也然九篇三卷者猶後之學者尚難明矣宗素自幼習醫術酷好素問內經玉冊靈文以師事先生門下粗得其意趣釋要旨語九篇分作八卷入式運氣載設圖輪開明五運六氣主客勝復太過不及淫邪反正重釋天元玉冊金櫃靈文素問靈樞攝其隱奧運氣之旨也主藥當其歲味當其氣性用燥淨力化淺深四時主用制勝扶弱客主須安一氣失所餘適更作藏府淫幷危敗消亡君

臣佐使明病標本安危盛衰若不知年之所加氣之盛衰不可以為攻矣□若不推其素問曉達元機天地有運氣之升沉人身有氣血之流轉周天度數榮衛循環通應人身晝夜不息素問者五太之名也太者大之極也素者形質潔白非華綺之問也素問者問答形質之始也形質具而痾瘵由是明生然啟元子詮註朱書其文間其理隱奧習之者濫觴其說遺而不解者實其多矣今將太古靈文迺素問之關鑰也究其源流發明解惑耳後之學者識天地之大紀變化之殊邈妙哉太素視如深淵如迎浮雲莫窮其涯際元通隱奧不可測量若非劉氏孰可發明用釋元機敬資昭告平陽洪洞馬宗素謹序

總目

天地之道生一氣而判清濁而輕者上升為天濁者重而下降為地天為陽地為陰乃為二儀陰陽之氣各分三品多寡不同故有三陰三陽之六氣然天非純陽而亦有三陰地非純陰而亦有三陽故天地各有三陰三陽總之以十二矣然天之陰陽者寒暑燥濕風火也地之陰陽者木火土金水火也金火不同其運是故五行彰矣然天地氣運升降不以陰陽相感化生萬物矣其在天則氣結成象以為日月星辰也在地則氣化為形以生人為萬物也然人為萬物之靈也非天垂象而莫能測矣其我機理歸自然也其非聖意而宣悟元元之理故有祖聖伏犧占天望氣及視龍馬靈龜察其形象而容解元機無不符其天理乃以始為文字畫卦造六甲歷紀命曰太始天元冊文垂示之於後人也以詔神農昭明其道乃始令人食穀以嘗百藥而制本草矣然後黃帝命其歧伯及鬼臾區以發明太古靈文宣陳造化之理論其疾苦以著內經焉凡此三

皇三經命曰三墳通為教之本始為萬法宗源誠為天之候也若論愈病疾濟苦保命防危非斯聖典則安得致之矣然經之所論元機奥妙旨趣幽深習者卒無所悟而悟得其意者鮮矣宗素愚誠輒考聖經撮其樞要積而歲久集就斯文以分三卷叙為九篇勒成一部乃號内經運氣要旨論爾乃以設圖彰奥綺貫紀倜儻句註辭而敷其言意或可類推者以例傍通例成而陳精粹之文詁訓難明者詁訓者難明兼義釋字音以附之于後雖言詞鄙陋所乘從俗而庶覽者㫖為悟古聖之妙道矣河間劉守真

謹序

今求到河間劉守真先生親傳的本

仍請明醫之士精加校定中間並無

訛舛重加編類鼎新繡木以廣其傳

好生君子書眼如月必有賞音謹咨

新刊圖解素問要旨論卷之一

劉守真撰　馬宗素重編

新添　彰釋元機第一

六元之數者乃天真之一氣也言一氣之用者得之為神失之則喪真故知一氣為天地萬物神應之母也是故元一真人傳庚桑楚六行之法也

一行之道　窮通混元變化之真源也

二行之神　曉了造化神明之法用也

三行之氣　明辨昇降動靜之精微也

四行之天　知天道運行萬象也以政剛健之德也

五行之地　知地之化生萬物也以政柔順之德也

六行之萬物衍萬物者可以明神氣之變動可以曉天地之逆從然後可以知萬物盛衰吉凶徵兆者哉言萬物者天地上下謂昇降之中神氣不感天地不交道無體於萬物萬物失誠於道此者是六爻不通三才不期故有吉凶故吉凶徵兆之事彰盛衰災祥之化應也是故天地

上下成臨陰陽左右成間五運所加六氣所臨還移有位應期變化無方布政五運所加其干六氣所臨其支支干相推一歲之紀乃應還移有位而分早晚之期變化無方以別盛衰之政故聖人德以天地為心神以陰陽為用德與心政神與用明其道為萬物化誠也

舊經　五行生成數

昔天倏靈龜出於洛水以負五行生成之數於伏犧氏則其始也或云此乃治畫始於禹者誤也然五氣經彰亦五行配合之道因紀之始出自太始天元之冊文又龍馬出於洪河以負九宮數因而作命曰河圖爾又龜出於洛水以負五行生成數因而遂書命曰洛書爾皆因伏犧為真始也後因聖帝命天師推究太古靈文乃著內經而已言其五行生成之數也

新添　又按太古天元玉冊靈文曰

是故五行得位水火木金土也正於五方表混沌之初分上下清濁以定乃成天地也

二神贔屭因萬物之始生分陰陽而立左右辯清濁而分前後故五行得位而變形日月運行而化星直日氣之變太虛澄淨黑氣浮空勢□

如麻遐邇一色元凝兩分擾濛雨昏翳寒資陰化水始生也寒濕交□
生辰星乃至陰之精感而化也故水得其一數故衆水皆一體也□□
乃陰極而陽化也寒極而熱生乃物極而反也太虛昏翳宛若輕塵色
散如丹乍盈乍縮炎光鬱燠燔灼銷融熱資陽化火始生也寒熱交而
生炟煌陽光盛而生熒惑

又云木旺而生熒惑炟煌以火而小赤不行炎令至陽精之化也故
得其火之二數者應木中之火石中之火也

景霽山昏蒼埃四合山川如堵鼓坼太虛天地遠氣散焉馬風陽化陰
長木始生也燥風交而生歲星陰陽和而水資草木敷榮故木得三數
也乃樹木竹木草木也　氣交之極陽氣復降陰氣復昇勁風爽氣遠
近烟浮白曚如緒遐邇皎潔勢鬱聲迅木偃雲騰山川堅定肅氣淒清
燥熱相交而金始生也

陽氣昇陰氣降水就潤而生木陰氣昇而陽氣降火就燥而生金故
知木為陽中之陰化金為陰中之陽化故金得四數乃金銀銅鐵之
類言五者鉛草不禁於火也

燥氣盛而生火白雲騰雨降泉出地中濕熱相搏五伏之下土始生也

四方備而生鎮星

此火之子也在五伏之下而有五色之土者清陽為天濁陰為地此乃坤正土非火之子也故陰土二而陽亦二也四方備而陰精之內感陽光而生五土上感氣而鎮星也

故水一火二木三金四土五輪其次也其坤元之土掌於四方乃得之為成數也水木金火謂得土而成立物過而出土之上故有成數也水一數加土五乃成六火二數加土五成七木三數加土五成八金四數加土五成九土備五方無成數只得五也是故天地五行生成之數者四十五也是故脉取四十五為平脉也凡人氣血長短息數皆生於四十五也載圖于后

五行生成數圖

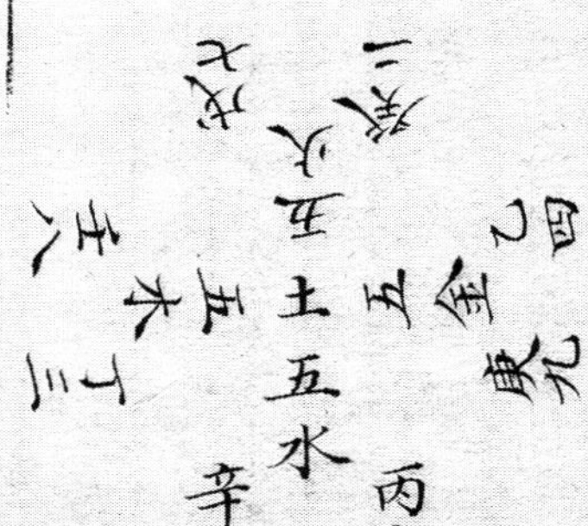

五行	金木水火土
十干	甲乙丙丁戊己庚辛壬癸
十二支	子丑寅卯辰巳午未申酉戌亥

五運所生

甲己土運　乙庚金運　丁壬木運　丙辛水運　戊癸火運

甲乃為夫己乃為婦所生真土也

假令甲子年土運統之其五運者有夫運有客運有主運也

天運歌曰

甲己土運乙庚金　丁壬木運盡成林
丙辛便是長流水　戊癸離宮號曰心

假令甲子年土運承天乙丑年金運承天丙辛年水運承天丁壬年木運承天戊癸年火運承天

假令甲與己為土運上半年乃甲土運下半年己土運餘倣此

五運客圖

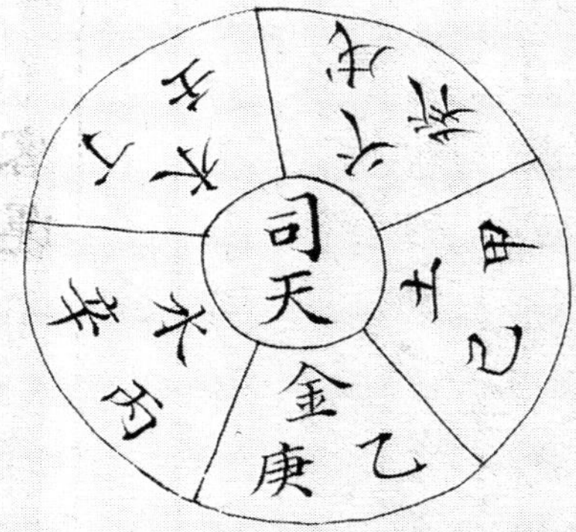

五運主圖

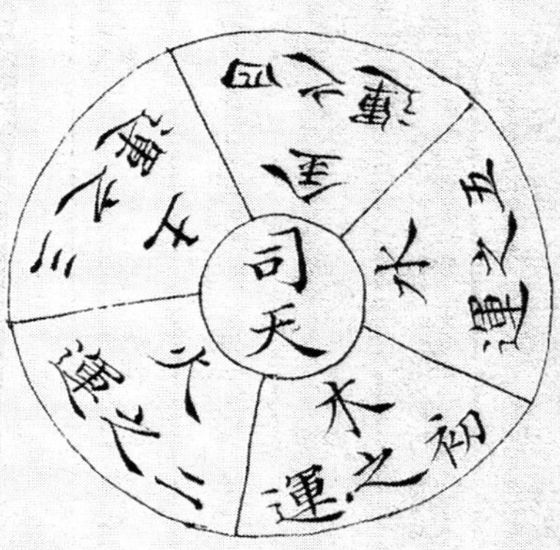

客運

假令甲子年土為天運便為初運自大寒前十三日交初之運乙為金
運乃第二運也丙為水運乃第三運也丁為木第四運戊為火第五運

主運

初運逐年木為主　二火三土相生取　四來是金以為常
五運寒水長相許　假令逐年自大寒交司目木為主運火為二之
運主土為三之運主金為四之運主水為五之運主 主客天運另有運策

太少運

甲丙戊庚壬為太　乙辛丁癸己少尋　陽年是太陰年少
寄宮所在不相侵
甲在寅　乙在辰　丙寄辰　丁在未　己寄己　辛寄戌　戊在戌
癸寄丑

五音

木角火徵金為商　土宮水羽最為良　陽年為太陰年少
得地反為太少鄉

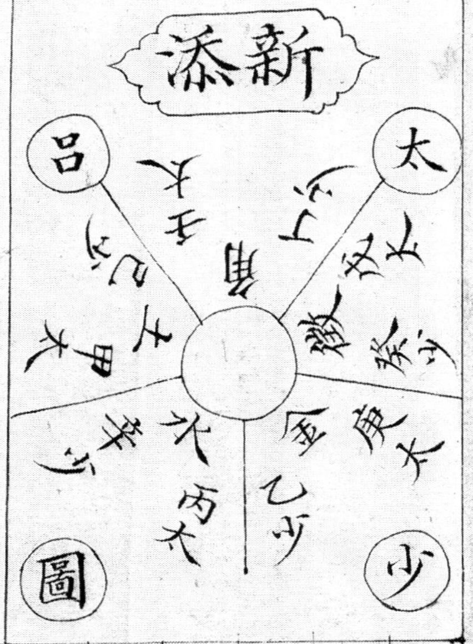

假令己巳年己寄巳巳本是少宮却為太宮辛寄戌丙戌年戌內有辛反為少羽癸丑年為太徵丁未年為太角庚辰年乙與庚合內有乙反為少商餘者陽年為太陰少也其寄干者所在之處太少相反也其餘論陰陽年也

又法

假令甲子年便為太宮乙丑年為少商丙寅年為太羽丁卯年為少角戊辰年為太徵

客五運太少

假令甲子年五運甲為太宮土運為初之運乙為少商金為第二之運丙為羽第三之運丁為少角木為四之運戊為太宮火為第五之運也

主運太少法

初運逐年木主先　陽年起壬陰丁年　每歲輪至正對位逢之本于是當年

陽年起壬陰年起丁假令輪行十二支於本年支上或對衝支上於二支上尋本年干字是也

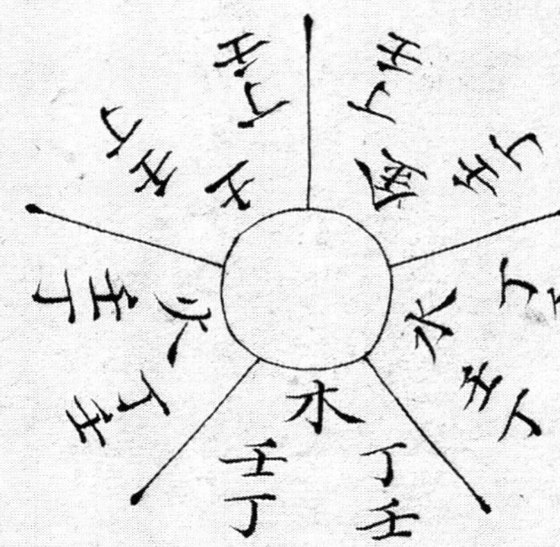

假令庚戌年乃陽年起壬輪行十干於十二支上輪至辰上見庚辰也却為陽年起壬壬為太角行至對衝辰上見本年干庚便為少角也

又如陰年起丁本年支上見見年干者為少角對衝見者為太角也便從庚辰上起丁乃少角木為初之主運也次乃戊為太徵火為二之主運也次已為少宮土為三之運主也次庚乃太商金為四之運主也終乃辛為少羽水為五之主運也逐年五運主太少素問上載初終字是也出六元紀論

新添　六元紀論中分主客太少初終二字也

壬子　壬午年　上少陰司天　中太角木運　下陽明司地

太角初正　少徵　太宮　少商　太羽終

戊子天符　戊午年太一天符　上少陰司天　中太徵火運　下陽明司地

太徵　少宮　太商　少羽終　少角初

此明太少二字也戊子戊午年客運為太角主運為少角

丁丑　丁未年　上太陰司天　中少角木運　下太陽司地

少角初正　太徵　少宮　太商　少羽終

己丑太一天符　己未太一天符　上太陰司天　中少宮土運　下太陽司地

少宮　太商　少羽終　少角初　太徵

乙丑　乙未　上太陰司天　中少商金運　下太陽司地

少商　太羽終　太角初　少徵　太宮

其角為初者每歲以木為初主運羽為終者乃水為每歲五終運主也

五音者五行之音聲也土曰宮金曰商木曰角火曰徵水曰羽在陽年曰太在陰年曰少　晉書角觸動而生其位丁壬之歲徵者止也言物成則止其位戊癸歲也商強謂金性之堅強其位乙庚歲也羽舒也陽氣將復萬物孳育而舒生其位丙辛之歲也宮中也中和之道無往而不理也又摠堂室與作而謂之宮所圖不一蓋土亦以通貫於金木水火土王於四季榮養四藏皆摠之意也其位甲己歲也　太始冊文曰

故五運從十干起甲為土也土生金故乙次之金生水故丙次之水生木丁次之木生火戊次之如此五行相生而轉甲為陽乙為陰亦相間而數如環之無端也詳其五音五運之由者乃上下相召大小相乘同歸於治而已是故因刻成日因日而成月因月而成歲近相因以制用雖大古占天望氣天運所至定表歲之災變也

黅天之氣橫於甲己為土運　素天之氣橫於乙庚為金運
元天之氣橫於丙辛為水運　蒼天之氣橫於丁壬為木運
丹天之氣橫於戊癸為火運

新添　五天之氣

凡五運者乃五天之氣也皆主一年太過來早不及乘之不及來晚太過從之即太過先至十三日不及後至十三日也皆在大寒交司日前後也昔垂象以示於伏羲聖人占候視其五色之氣彰列虛空聖機測意天以立氣而為五行以五氣終始之際配名剛柔而以立十干次以十二干為定位立成二十八宿命曰五氣經天矣故太始天元玉冊曰丹天之氣經□□女戊分黅天之氣經於心尾己分蒼天之氣經於危室柳鬼壬分□

天之氣經於亢氐昴畢庚分元天之氣經於張翌婁胃辛分所謂戊己分
主曰奎壁角軫則天地之門戶之所其道奐從夘辰巳午未申行陽度二
十五半周天也從酉戌亥子丑寅行陰位也行陰度二十五度半周天也
胃房至畢十四宿為陽主晝自昴至心十四宿為陰主夜一日乃百刻之
度也

舊經天元五氣經天之圖

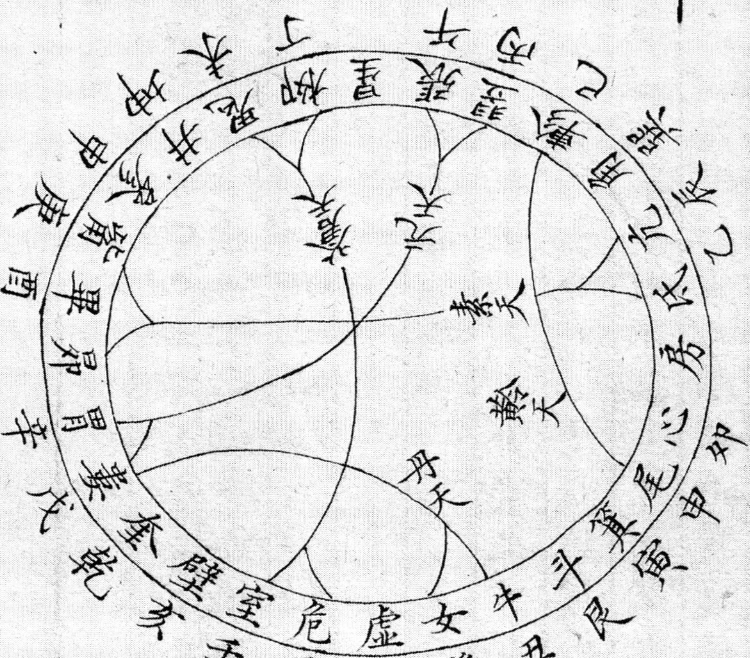

甲己黅黃司宮土
黅者黃色也黃氣積
氣于甲己故應土運
其運者色宮者音聲
也太而和曰故長也
夏土旺萬物
大而和平

乙庚素白主商金
素者白也氣積於乙
庚故應金運其音商
經而初曰商故秋萬
物凋零轍微勁切

丁壬青蒼為角木
蒼者乃薄青色也青
氣橫于丁壬故應木
運其音角輕而直曰
角故春則萬物舒榮
瑞直
也

丙辛黑元水羽音元者黑也上微見紫紺而黑之屬也黑氣橫于丙辛故應水運其音羽沉而深曰羽故冬物藏而深沉也

戊癸丹赤應徵火丹者深沉赤色也赤氣橫于戊癸故應火運也其音徵和而美曰徵故夏物蕃鮮美也

五太甲丙戊庚壬甲太宮土丙太羽水戊太徵火庚太商金壬太角本曰太過陽于合陽支陽用事故疾速故太過而盛者也

五少乙丁癸辛己乙少商金丁少角木癸少徵火辛少羽水己少宮土乃曰不及陰干合陰支陰用事徐遲不及而衰也

欲知平運命加臨平運者陽年太過陰年者不及非太過非不及者平氣運也木曰正角火曰正徵土曰正宮金曰正商水曰正羽然上下干支加臨推之

(新添) 求五運邪正二化

土為雨化　火熱化　金清化　木風化　水寒化

丁丑丁未年　其運風清熱　清熱勝復同

丁迺木運風化木運之下金氣承之清化木生火熱化

癸丑癸未年　其運熱寒雨　寒雨勝復同

癸迺火運熱化火運之下水以承之寒化火生土土乃雨化

己丑己未年　其運雨風清　風清勝復同

己迺土運雨化土運之下木氣承之木乃風化土生金金清化

其運者陰年不及與所尅所生者同化也乃邪氣化度也陽年大過運

只一化乃正氣化度也　此乃邪正二化也

新添　求天運來時法

自大唐麟德元年甲子歲正月一日己酉朔婁金狗直日先下積年乃減一算（自麟德至庚戌五百二十七年也明昌六年也）次以七因之以十九除之一名閏數次以十二乘之乘後却加入閏數除數後又加入本月數次下位別張之乃去一半次出其閏數又虛去其五行數次以上位進之一位後三因之次出下位之數名去小盡也後加入月下零日數看得幾日次六十去之不盡乃百乘之又以八十七去之不盡者乃加入運數太過加成數不及加生數看得幾何如陽年逢偶數即加一陰年逢奇數即減一其餘加減畢其數過當日下刻中之數也

求運交司日法

凡五運皆主一年太過來早不及乘之不及來晚太過從之　運來之日在司天交司日前後各十三日或同交司日齊大至者每歲冬至天正之日也冬至後一月即丑正大寒之日是天交司之日也斗建丑正　陽年交司日前十三日至　陰年交司後十三日至　年支運干相符合德而

平氣也即非有餘又非不及曰平氣也即土運取己丑己未金運取乙酉水運取辛亥木運取辛卯火運取癸巳此皆陰不及運反作平氣運也又於太過年當有餘而天刑之反作平氣不得其盛也　火運天刑有二即戊辰戊戌上見太陽寒水司天克之不盛也故作平氣運　金運即天刑有四庚子庚午庚寅庚申即君相二火司天故上見二火中見金運司天刑之不得有餘故作平氣也皆同天至交司至也　太過曰先天不及曰後天平氣曰齊天齊天者即同至於大寒交司日也

新添　求五運所交日時法

置大唐麟德元年甲子歲正月一日己酉朔至今明昌三年癸丑歲積得五百三十年以減一算乘歲周分三百六十五度二十四分三十六秒乘之得一十九憶三千二百一十三萬八千六百四十四分除交司差一十四萬六千一百單九以天紀六十去外有五十九日二千五百四十三分一秒命己酉大餘得戊申日大寒及分（得大寒前後或大寒日交也）

求二之運

置大寒交司日大餘五十九日加運策七十三日

求次運

置二之運累加運策滿六十去之不用命己酉見交運日辰乃分

求法歛加時

置逐運下小餘分六因之五百分為一辰六十分為一刻命子正算外得時刻也　巳正四刻也

假令大寒小餘二千五百四十三分退一位作二百五十四分以六乘之得一千五百二十四分一千分得五辰於五百分上更除了二百五十乃半辰也有半辰者有半辰者為正無半辰者為初外有二百五十分更有二十五分計有二百七十五分六十分為一刻又除了二百四十分為四刻外有三十五分棄之從子起五辰在巳有半辰巳正四刻也

新刊圖解素問要旨論卷之一

新刊圖解素問要旨論卷之二

劉守真　撰　馬宗素　重編

五行司化第二

東方木者洒厥風木天地號令之始也春木旺厥陰司天為主化　春風勝厥陰司天為主對　夏火旺少陰司天為主化　夏熱勝火司天為主對　四季土旺太陰司天為主化　四季濕土司天為主對　秋金旺陽明司天為主化　秋金燥勝陽明司天為主對　冬水旺太陽司天為主化　冬寒勝太陽司天為主對天地上下昇降陰陽相合天地太一天真元氣判而為二以為陰陽列而為六其在天則為寒暑燥濕風火三陰三陽上奉之在地則為木火土金水則生長化收藏而下應之則為知矣天地各有三陰三陽先聖測之立為十二支矣

求六氣司天　歌曰

子午少陰君火暑　丑未太陰濕土雨　寅申少陽相火口
卯酉陽明燥金主　辰戌太陽水司寒　巳亥厥陰木風舉

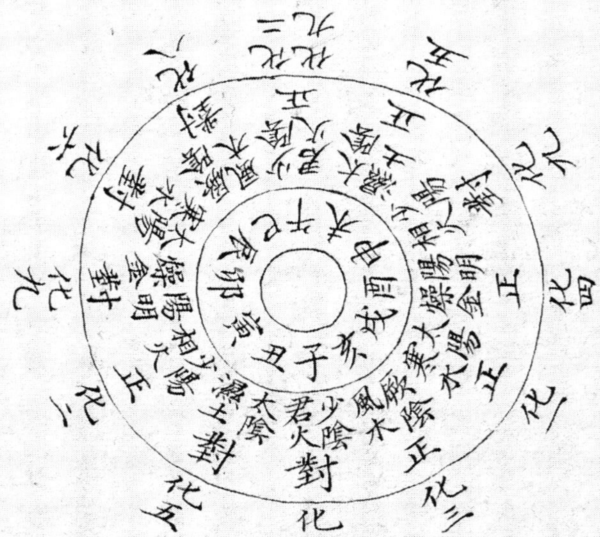

少陰為標氣始生之元正化

生數對化成數

少陰君火司化子子其氣暄暑

太陰土化于丑未其主雨濕化

少陽相火司化于寅申氣炎熱

陽明司化于酉主清凉乾燥

太陽寒水司化于辰戌主寒冷

厥陰木司化于巳亥主於風舉

求司天司地法

天氣始於甲甲者十干之首也地氣始於子子者元氣之初也甲相合而于甲子乃天地陰陽之氣之始也甲應土運故為五運之君主甲子與甲午相合故子為陽氣之首午為陰氣之初子午之上少陰火為六氣之主而為元氣之標矣標者上首之始也

少陰為終氣周普天氣終于癸癸者于子之終也地氣終于亥者元氣終

于癸亥也相合為癸亥歲也乃天地陰陽立者並遍一周終盡之歲也癸
亥癸亥與癸已相合故陰終于已陽終于子終于已亥已亥之上厥陰主
之故為元氣之終也

新添 六氣司天司地 歌曰

到者司天進四地 陰陽上下定災危 後學醫流如□□
逐年病體見根機 假令甲子年子午少陰君火司天陽明□□
司地乙丑年太陰濕土司天太陽寒水司地

天符歲會之圖

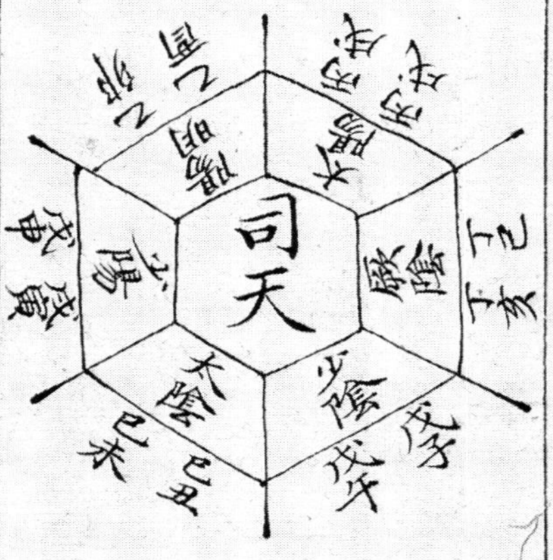

天符同歲會圖

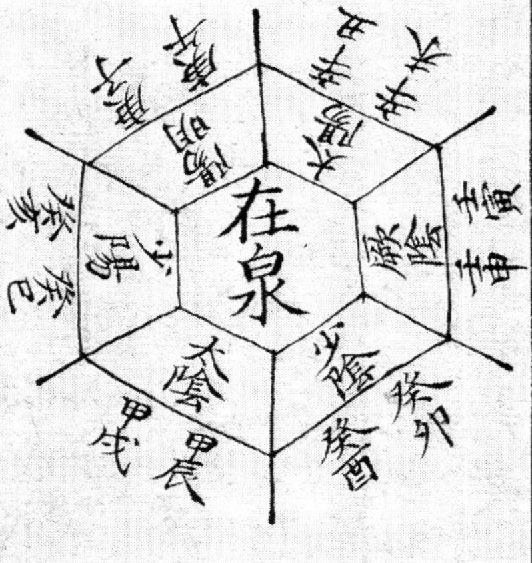

假令少陰君火司天戊子戊午年戊為火運司天與運同為天符歲
會也進四位乃在泉也如乙酉年乙金運酉金乃庚子司地同天符

歲會太一天符之圖

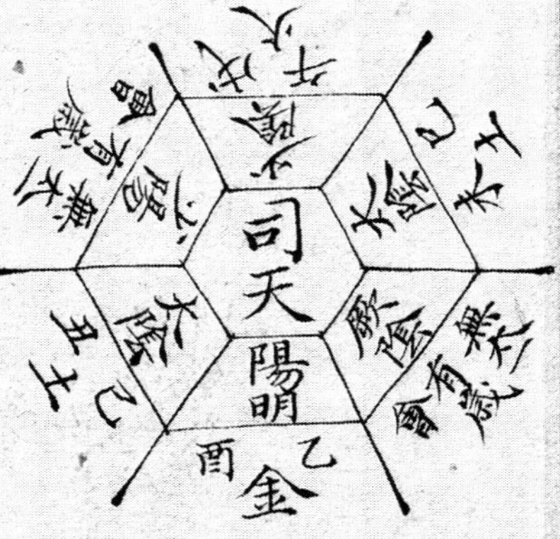

歲會之圖

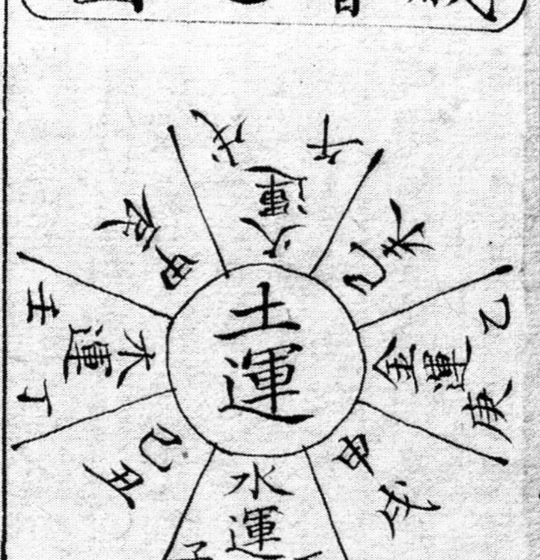

推天符歲會太一天符法

經曰歲運太過則其至先歲運不及則其至後此候之常也然先後之至者所為六步氣候各於本位前後之至也交司之先後之至各差十三日而應也以觀萬物生長收藏而可知也凡此之謂志少之異也五運非太過不及也則其氣當時而至是謂平氣之歲也然雖皆以應期而至細而推之其用各異不可不通矣故經云變行有多少病行有微甚生死有早晏此之謂也

歌曰

運臨本辰名歲位　丑未午酉運同天
運同天化號天符
歲會太一天符年　太過下加同符天

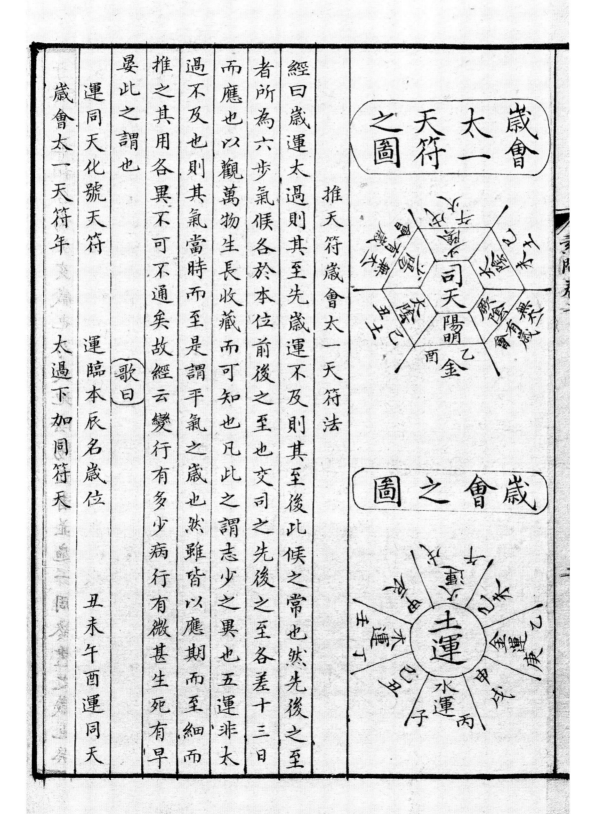

諸運同天化者木運上臨厥陰火運上臨少陰土運上臨太陰金運上臨陽明水運上臨太陽皆是運與司天氣化合同曰天符者合也　木運臨卯火運臨午金運臨酉水運臨子土運臨辰戌丑未常是本辰之位故曰歲位一名歲會者謂運與本辰會合而同也一名歲直運直本辰也直者司也至也辰者支也己丑己未之歲己為土丑未屬土上見太陰土戊午之歲戊為火運午亦屬火上見少陰火乙酉之歲乙乃金運酉亦屬金上見陽明金然六十年中凡此四歲皆是運氣與年辰符同是為三合一名會二者歲三者運會命曰太一天符故下文曰　當六歲會太一天符經所不言歲會而唯言太一天符者是以言其綱而歲會可知也然太一天符者尊者之名也　庚子庚午金運下加陽明金壬申壬寅木運下加厥陰木甲戌甲辰下加太陰土然六十年中凡此六歲謂之同符亦與天符之化同也　不及下加同歲會　四孟年辰與運同　辛丑辛未水運下加太陽水癸酉癸卯火運下加少陰火癸亥癸巳火運下加少陽火然六十年凡此六歲謂之同歲會亦與歲會之同化也然歲會者一名歲會位一名歲至其義一而二名不可不通也　壬寅木運上臨寅木癸為火

運上臨巳火庚為金運上臨申金辛為水運上臨亥水然六十年中凡此四歲謂之支德符合或于德符有邪也　又壬寅為同符支德符又癸巳為同天符歲會支德符其用各異不可不通也　少角木多則燥金來勝五子元建曰丁亥六年正月建寅丁與壬合同木運乃得平金不能克己又符配者契合也

凡當年運炁皆於年前大寒中氣日交當年初氣申子辰三年同寅初一刻交巳酉丑三年巳初一刻交寅午戌三年同申初一刻交亥卯未三年同亥初一刻交凡此四年為一水同此乃三合之義也

丁年木不及癸年火不及己年土不及乙年金不及辛年水不及凡此五運不及則勝己者來尅之己氣衰而灾者遇年前大寒日交氣時丁與年運干符合則能相輔佐清其運便為平歲則各無勝尅交灾之生月也然甲與己合乙與庚合丙與辛合丁與壬合戊與癸合各日干德符也　此者名為干德符也已上通為平運歲　通下天符會太一天符同歲會支德符干德符之類此皆是平運之歲也則氣化運行皆是平運之歲也則氣運化行皆應期而至乃物生長收藏及入之脉候皆順天氣而無先後之

至也細而推之則可知也
凡此諸歲雖是平運而盛衰之用亦有異也何以明之然若諸不及之歲得遇天符歲會同歲支德符干德符之類符合相助則方得平和而既不衰則五化通化各無勝尅之變也若遇太過之歲便得天符或歲會天符支德符干德符之類符合相助則其氣轉盛安無勝尅之變乎然後雖無勝復之變必然有矣故經言歲火太過上臨少陽少陰火燔焫水泉涸物焦槁病反譫妄狂越咳喘息鳴下甚血溢血泄不已太淵絕者死不治又言歲水太過上臨太陽雨氷霜雪不時而降濕氣變物民病反腹脹痛腸鳴溏泄食不化渴而妄瞀神門絕者死
凡言赫曦之紀云上徵而收氣後也暴烈其政藏氣乃復時見發疑慘甚則雨氷霜雹勁切寒邪傷心也
流衍之紀云上羽而長氣不化也政過則化氣大舉而埃昏氣交大雨時降邪傷腎也凡此之類皆是天符之歲也又言曰太角云上商則其氣逆逆則病吐利不務其德則收氣復秋氣勁切甚則肅殺清氣大至草木凋零邪乃傷肝然太角上臨少陽則下加厥陰是謂同天符也已上皆平運

之歲也旣所載如此勝復之變者安得平運之歲皆無變乎斯義昭然而無憾矣

舊經

六十年運變化之圖

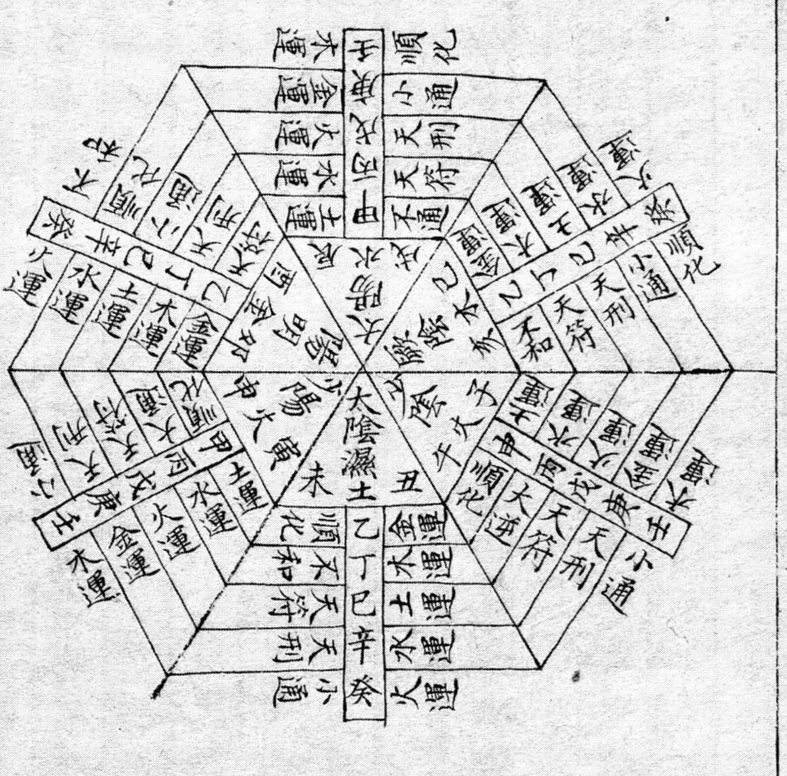

推大小差鬱復

經曰天氣下降地氣隨之地氣上昇天氣從之運居其中而常先也惡所

不勝歸所同和隨運歸從而生其病也故上盛則天氣降而下下勝則地
氣遷而上勝之多少而若其分微者小差甚者大差甚則位易氣交易則
大變生而病作矣
新添 差者差其平常之氣候也而有盛衰之變也日得其位常化也命其
位而方月可知也六位之氣太少異也隨氣所在以定其方隨其各位
之方占之太少者太者之至徐而常少者暴而亡
暴者速而不久長亡無也曰天地盈虛何如天氣不足地氣隨之地氣
不足天氣從之運居其中也地氣勝則歲運上昇天氣勝則歲運下降
上昇下降運氣常先惡所不勝歸所同和隨運歸從而生其病病生者
非其位則變生病矣
六氣應五行之變位有終始氣有初中上下不同求之異也位者地也
氣者天也天地之氣互有差移故氣之初終中者地主事則氣流于地
初者天用事則氣騰于天初與中皆分天步而率尅爾初中各差三十
日餘四十三刻四分刻之三也其差者一氣六十日乃天地用事也
前說多少而差其分者乃天地之氣昇降差其分有多少也微者小差

甚者大差微者徐暴者速甚則位易氣交易則大變生而病作矣大要
曰甚紀五分微紀七分其差可見
微者小差徐而遲也一分乃十五日七分者乃一百五日而應其候甚
者大差五分也乃七十五日而應差過其數矣其差一說六元紀論曰
善五運之氣亦復歲乎先有勝後有復報也鬱極迺發待時而作也
待謂五及差分位也大温發於辰巳太熱發於申未大涼發於戌亥大
寒發於丑寅其温熱涼寒本發於四正之位子午夘酉乃春夏秋冬也
其春温發於寅夘是也差於辰巳夏熱當午差於申未秋涼當于酉位
差于戌亥大寒當于子位差于丑寅也各差三十日四十三刻四分刻
之三　大紀微紀者大紀暴急為病甚微者徐為病持持謂相執持也
明五鬱之早晏也
假令丙申歲辛亥為司地丁酉年亥為司地右間戊戌年亥為司天左
間己亥年遷正司亥乃木正化伏其巳土運土氣之下與木承之其運
雨風清勝復同化也　亥年木勝土不及更或入天衝宮治民恭小遊太
一土鬱不能昇發至庚子年庚乃金運己土之子也尅其亥年司天之

木救其己土子來救母土不能欝也暴急者七十五日而發也 歌曰

舊經 天氣生運為順化

天氣生者是謂二火生天在上而土運在中土運司天生金運為主金司天生水為主運水司天生木為主運木司天生火為主運之類皆是臨於子位之上而非為逆故曰順也化也

運生天氣為小逆

運生天氣者是為木運生火司天火運土司天土運生金司天金運生水司天水運生木司天之類是也然父子之義則父為運子為令反子臨父位之上雖氣用是不當其位而亦為逆故曰小逆

新添 假令壬子年壬為木運司天乃君火木運待奉於天令也子臨父位為小逆

天氣尅運號天形

天氣尅運者是謂司天氣能尅運化則木運金司天尅之命曰天刑金運上臨少陰少陽火運上臨太陽水運上臨太陰土運上臨厥陰之類皆是運與天不相德而天氣尅之運故曰天刑刑者尅也

運勝天為不和契

是謂當歲運尅司天之氣也然運尅天氣而不相得故曰不和契也

新添 假令乙亥年乙乃金運亥乃厥陰木司運尅天令不能和契而已

太過天刑運反平

歲火運上臨太陽金運上臨少陰少陽然雖歲運太過而氣制之其化減半而運反平也或云既反平則各無勝尅之生者誤也如歲金太過而上臨二火天氣制之金運反平而不勝能尅於木風木無畏而與金運齊化而和平也其運本為太過而盛土勝天氣金氣之下木氣承之曲則強制于運其化方減非為自然安無病之為運火運亦然故經曰太徵火運赫曦之紀云上羽與正徵同其生化舉其病顏氏曰病金則反炎運也豈不深思氣相得則和不相得則病今既六氣尅運而不相得安得返無病乎太過天刑運烝反平不能勝亦有自沸之病而生於己矣或不然者是未明經之奧也

或運勝天為大逆

水運上臨少陽土運上臨太陽皆運勝司天之氣是謂下尅上為逆運更太過故曰大逆而不和也少宮不及者天刑謂木運上臨陽明土運上臨

厥陰水運上臨太陰也　勝天者木運上臨太陰火運上臨陽明金運上臨厥陰也然五行之道已不及則已所不勝者來剋之已所勝者來輕而侮之命運不及而與天氣更不相得其運屈伏而不能為用其運不同司天正氣之化也故下文曰如火運上臨陽明則其化反同天正氣

推太少正同　反同正商是謂與干金運之化同也木運上臨太陰則反同正宮是謂土運之化同也餘皆傚此故曰其化反同天正氣耳或云既運同天正化則便為平歲而無變災也誤也何以明之然言不詳經曰少角木運上商與正商同

新添內經所說太少二宮庚為太商乙為少商乙夘乙酉為正商庚年三月為正商也庚年建戌三月庚辰

其病支廢癰腫瘡瘍邪傷肝也其所傷於肝木上宮與正宮同肅瑟肅殺則金元之化也炎赫沸騰火來復也眚於三三者火為豕復眚在東方木三也其主飛蠹蛆雉者乃物內自化也飛乃羽蟲也蠹乃內生蟲也蛆乃蛆蠅之生也廼為雷霆如火之卒爆化辟歷也　又言少徵火云上商與正商同邪傷心也凝慘凓冽則水之德也暴雨淋淫土之復也眚於九火

之分也其驟注雷霆震驚天地氣爭氣交之內害反及傷鱗類沈霒淫雨又言少宮土上角與正角同其病飱洩邪傷脾也震驚飄揚木之德也倉乾散落金之復也其眚四維土之位也其主敗折虎狼諸獸以害於木及傷主命也清氣洒用生政洒辱然生政者木氣屈也又言少商金上角與正角邪傷肺也炎光赫烈火之德也氷雪霜雹水之復也眚于七金之灾也害也其主鱗伏彘鼠出見于時潛伏於鱗羽也歲氣早至洒生大寒又言少羽水云上宮與正宮同其病癃閟邪傷腎也邪傷腎也土之德也埃昏驟雨則振拉摧拔木之復也眚于一水之分也其主毛蟲顯狐狢變化不藏見諸獸所傷土化之物反害倮蟲之長并狐狢變化妖魅蟲見不藏也凡此之言皆是明其太少運與天氣不相得而其化反同司天下化之歲勝復之綱也細而推之萬物悉由之矣安得言其一類推之者也隨運之經言病之寒熱溫涼以運氣推移上下加臨叅合而取盛衰則可以言其病之形勢也

(新添) 六氣六位

子午少陰君火 丑未太陰濕土 寅申少陽相火 卯酉陽明燥金

辰戌太陽寒水　已亥厥陰風木

六氣正對化

子午少陰君火午為火子為水午為正子為對化　丑未太陰濕土丑未皆屬土未為正化丑為對化　寅申少陽相火寅乃火長生之地申屬金寅為正化申為對化　卯酉陽明燥金酉兌七宮屬金卯屬木酉為正化卯為對化　辰戌太陽寒水辰戌皆屬火金鏡云古以子為乾子水也戌屬乾戌乃正化辰為對化　已亥厥陰風木亥上有甲屬木已屬亥為正化已為對化

六氣主交　歌曰

大寒厥陰氣之初　春分君火二之居　小滿太陽分三氣
太陰大暑四之居　秋分陽明五之氣　太陽小雪之之餘

凡六氣者不動也靜而守位每歲自年前大寒日交初之氣厥陰風木為主正月二月之分也　春分日交二之氣少陰君火為主三月四月之分也　小滿日交三之氣少陽相火為主五月六月之分畏熱炎火也　大暑日交四之氣太陰濕土為主七月八月之分霖霪雨化也　秋分日交

五之氣陽明燥金為主九月十月之分金氣收斂萬物也　小雪日交六之氣太陽寒水為主十一月十二月之分大寒凜冽也　六氣客交有氣策加之

新添 主氣歌曰

初氣逐年木主先　二君三相火排連　四來是土常為主

五氣金當六水天

新添逐歲主氣交守位圖

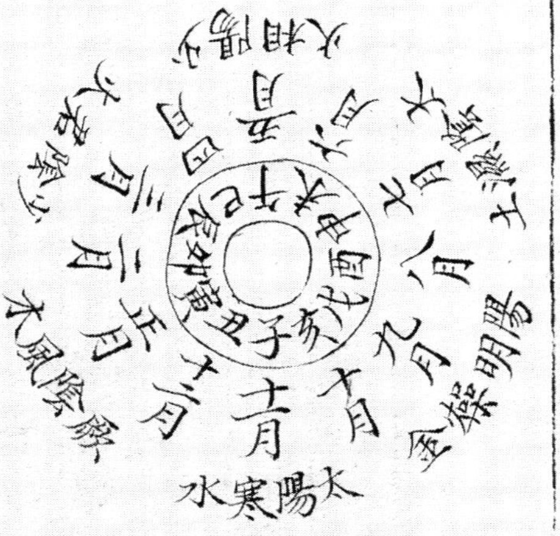

陽年為太過年陰年為不及年子寅辰午申戌屬陽年丑卯巳未酉亥皆陰年主客　皆自大寒日交司天氣為口之氣也客氣交者後有氣策累加之見六氣所交日辰者也

新添 求大寒交司日法

演紀上元自大唐麟德元年正月一日己酉朔至大金明昌四年歲次癸丑積得五百三十歲減一算以五百二十九年乘周天度三百六十五度

二十四分三十六秒乘之得一十九萬三千二百一十三日八十六分四十四秒減交司差一十四日六千一百單九外有一十九萬三千一百九十九日二十五分四十三秒奇一單九八十分以上收為一日以天紀六十去之外有五十九日二十五分四十三秒奇一命己酉算外得戊申日大寒乃交司日辰及分乃壬寅年十二月中氣大寒交得癸丑司天氣也

求司天司地日交司　陰陽上下定灾危　後學醫流如曉得

到者司天進四地

逐年病體見根機　假令癸丑年太陰濕土司天前四位太陽水司地

求司天逐年客氣

逐歲退三是客鄉　上行實所上臨方　初終六氣輪排取

主客勝衰定者傷　假令癸丑年司天後三辰亥是也厥陰風木為初之氣客也子為二之氣丑太陰三之氣寅少陽相火四之氣卯陽明金五之氣辰太陽寒水終之氣

入宮法

置大寒交司五十九日加司天化數支數干遷數三數化數太陰濕土五

支數丑五干遷數自寄干遷至交計幾位癸寄丑更不遷動只得一位一數三位併得一十一并交司五十九計得七十進二位作七十天元玉冊云陽年減四十九陰年加四十五令癸丑年陰年加四十五計得七千四十五以四十五去之外有五命元首宮除之土天禽宮為元首宮先除五運氣不入中宮不疊六只在四宮令癸丑年司天在四宮天輔宮也

四六天交時刻法

申子辰三年乃一六天　自寅初水下刻交大寒初之氣寅初一刻交司天之氣

巳酉丑三年乃二六天　自巳初一刻交自寅至巳計二十六刻也司天

寅午戌三年乃三六天　自申初一刻交寅至申五十一刻交初氣司天

亥卯未三年乃四六天　自亥初一刻交寅至亥七十五刻交司天初氣

每一晝夜計一百刻每時共八刻二十分六十分又為一刻也

假令癸丑年二六天巳初一刻交自巳初一刻寅初漏水下一刻寅上八刻二十分卯上八刻二十分辰上八刻二十分三八二十四刻寅夘辰各二十分計二十六刻交得太陰濕土司天厥陰風木之分二十六刻巳前屬年太陽終之氣二十六刻巳後屬今年厥陰木分

求癸丑年交次氣法　　少陰君火之分

每一氣六十日餘八十七刻半交一氣

假令癸丑年自巳初一刻交初之氣計二十六刻也　一氣六十日有氣策加殘零大餘外有八十七刻半初之氣自巳初一刻數一辰八刻二十分數至寅上（自巳至寅也）計八十刻少七刻巳上二十分午上二十分未上二十分共六十分至未又是一刻計八十一刻又申上二十分酉上二十分戌上二十分又成一刻計八十三刻子上取四刻計八十七刻少半刻亥上二十分子上十分計三十分為半刻也

二之氣交在子中之右也

求三之氣　　少陽相火之分

自子中之左四刻十分自丑至戌計十位每一位八刻二十分十位計八十刻也　自子至戌八十四刻外少三刻半丑寅卯各二十分計六十分辰巳午又一刻未申酉三位各二十分又一刻計八十七刻少半刻前子上十分令戌上二十分計三十分為半刻計八十七刻半交得三之氣

求四之氣　太陰濕土之分

前三之氣少陰君火之分終在戌未二十分也　起自亥初一刻起所至申末十位計八十刻亥子丑各二十分為一刻寅卯辰各二十分又一刻巳午未又一刻計八十三刻外少四刻半酉上取四刻申上二十分酉上十分計三十分為半刻交在酉中之右也

求五之氣　陽明燥金之分

始自酉中之左起四刻十分從戌數至未共十位計八十刻每一位二十分子上又一刻卯上又一刻午上又一刻計八十七刻少半刻前酉上十分未上二十分計三十分為半刻計八十七刻半也交在未末二十分也

求終之氣　太陽寒水之分

始自申初一刻數至巳計一十位共一十刻各二十分戌上一刻丑上一刻辰上一刻共計八十三刻外更少四刻却於巳上取四刻計八十七刻更少半刻巳上又取三十分計八十七刻半交也終於巳中之左二十分也

晝夜百刻之圖

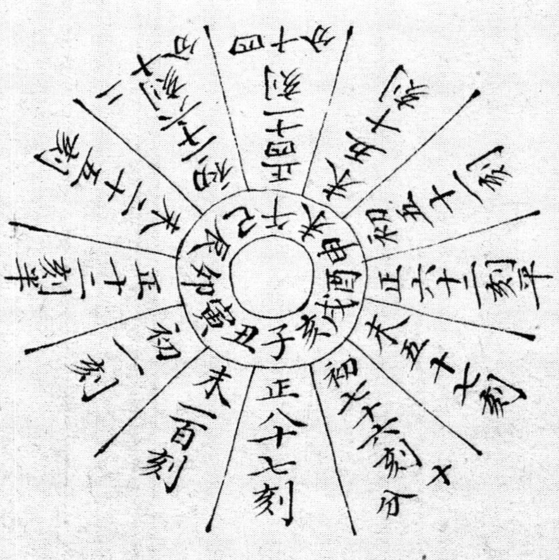

每一宮乃八刻二十分六十分為一刻也晝夜百刻每自平旦寅初一刻五運六氣皆從寅初一刻起首數至丑未二十分所有每位八刻二十分六十分為一刻者寅上二十分卯上二十分辰上二十分計六十分辰未戌丑各成一刻共成一百刻也

求六氣交客氣日辰法

置大寒殘零大小餘加氣策命己酉得者日辰乃六氣所交日辰也

求二之氣

假令癸丑年大寒五十九日二十五分一十三秒單九加氣策八十七分三十九秒奇一滿二收為一秒乃三分之一也滿六去之加之得空日一十二分五十二秒奇二命己酉算外空日己酉日壬子年十二月十日戊申日大寒得癸丑年二月十二日己日二之氣也

求三之氣

置二之氣一十二分五十二秒奇二加氣策八十七分三十九秒奇一滿三收為一刻加之得一日〇〇二十二秒命己酉算外得庚戌日癸丑年四月十四日庚戌交三之氣

求四之氣

置三之氣一日〇〇二十二秒加氣策得一日八十七分六十一秒奇一命己酉算外得庚戌六月十五日時刻在前也

求五之氣

加氣策得二日七十五分〇〇奇二命己酉算辛亥日八月十七日辛亥日交得五之氣

求六之氣

加氣策得三日六十二分四十秒命己酉得壬子日辰十月九日壬子日交得終之氣

(舊經) 求九宮分野

昔天候龍馬出於洪河以負陰陽之數亦於伏犧氏其位有九其數始於

一而終於九焉　聖人密符天意務範而以意九宮除次中位而以畫成八卦矣去相率之三位數皆有五焉然北方坎一合南方離九成十兼中五為十五也東方震三兼西方兌七成十也兼中五為一十五也北方隅乾六合東南方隅巽四成十兼為十五也東北方艮八合西南方隅坤位二成十也兼中五共成一十五也又乾六合艮八成一十四兼坎一為一十五也艮八合巽四成十二兼震三為十五也巽四合坤二成六兼離九為十五也又坤二乾六成八兼兌七為十五也所以五位而合一十五數者以三位而應三十五也以數應五行生數也以其一二三四五而積之其數十有五矣乃乾坤為用之數也然乾為天者陽也其數奇故一三五而為九乃乾之用也坤為地而陰也其數偶故二四為六乃坤之用也坤六畫是故用乾三畫而用焉故九六合有十五也又歷候五日成候也震三兌七中五成十五也所以五位而合一十五數者以三位而應以數應五行之生數也其一二三四五者積之其數一十五矣乃乾坤為用之數者然乾為天者陽也陽數奇故一三五而成九乃乾之用也坤為地而成陰也陰數偶故二四為六乃坤之用也坤六畫而是故用六乾三畫而用

九者所為乾道包坤是以兼而為九乃其數用焉故九六合有十五也又歷候取五日五運周而為一候三候為一氣而應三才之象也月之虧盈而應之則知陜队為用之數以九六為之紀也陰氣生于天陽氣生于地故曰天以六六之節地以九九制會然乾道包而其數九故有九宮上應天之九星下應地之九野九星應人之九竅九野應人之九藏爾故經云自古通天者生之本於陰陽其氣九州九竅皆通乎天氣故其生之其氣三三而成天三而成地三而成人三而三之合則九也九分而九野九野為九藏故形藏四神藏五合而成九藏以應之也然非天理安得如是乎

舊經九宮分野圖

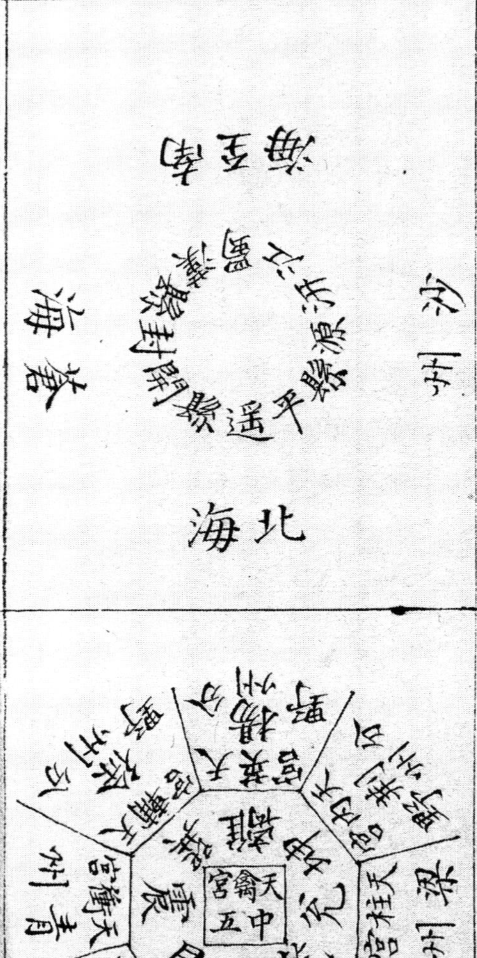

九州分野　歌曰

坎一天蓬水　坎一宮者水上應天蓬星下應冀州分野位在北方
位北冀元雙　夫五行九宮者然水火土皆有應宮惟无水獨主冀州一
宮而應宮
坤二天内司　坤為二宮屬土應天内星下應荆州分野位有西南故下
之言曰房室宮
震三天衝木　震為三宮屬木上應天衝星下應青州分野位在東方
巽四轉木方　巽為四宮屬木上應天輔星
東南徐是郡　下應徐州分野位在東南隅下應曰鄉者里也
中五天禽土　中為五宮上應天禽星下應豫州分野位在中央故下文
曰豫州在中央
乾六天心應　乾為天心六宮屬金上應天心星下應京兆府分野位在
西北隅故下文曰豫名界也分也豫金西北漢
兑七金天柱　兑為七宮屬金上應天柱星下應梁州分野位在西方其
佐應西梁

艮八天任火　艮為八宮屬火上應天任星下應兖州分野位在東北隅

下文曰東北兖司當司者主也當者直也

離九天英分　離九屬火上應天英星下應揚州分野位在東方

火位在南陽　奇宮徵正位　奇不在偶也按天元玉册元天蓬一水之

正宮天衝木三之正宮天禽五土之正宮天英九火之正宮天柱七金之

正宮北之位也

偶神應宮堂偶者雙而不奇也按天元玉册曰天内者土神之應宮天輔

木神之應宮也天心六金神之應宮也天任八宮火神之應宮也其水者

无應宮者所為水為物之祖始造化　宗源乃元氣之本數之首太一居

尋餘皆從而有之故無應宮也

中原分五分　今詳經註東分自開封縣東至蒼海以應屬木大漫也西

分者自汧源縣西至沙州異界屬金應秋其分氣之大凉南分者自漢蜀

江至南海屬火應畏火夏氣太熱地分者自平遥縣至北海屬水應冬其

氣温而寒凡此四分之中屬土无正王之時寄王四季之後其氣兼□□

寒熱温凉兼此乃往古國家命土以觀萬物生長收藏而應之以驗□□

原之地分氣候正為歷同也來分早温每應百里而至早一日也西方早
凉每四十里至早一日也南方早熱川口口地每十五里早一日廣平之
則每五十里陽氣發早一日陰氣至晚一日也北早寒川形有南向者每
二十五里陽氣行晚一日陰氣行早一日川有弓形向北者每十五里也
廣平之地每二十里陰氣早一日陽氣晚一日也然陽氣始於春盛於夏
故東方温而南熱也陰氣始於秋而盛於冬故西凉而北方寒凡此之言
大綱以明之矣更地體之異不可分通矣夫天地勢高下亦有寒熱温凉
之異也然居高則寒居下則熱是故東南方陽也陽積降于下故地下而
熱也西北陰也陰積昇于上故地高而寒也故曰崇高主陰氣治之法污
下則陽氣治之熱至高之地冬氣常在至下之地春氣常在高山更熱也
則冷污下而避寒者則熱高下寒熱斷可知也居高寒則壽居下而氣熱
則夭秋冬氣寒而凉而壽春夏氣温熱而夭明可知矣
凡此皆以明其中原五分物化先後壽夭不同天位也故經曰春氣西行
秋氣東行夏氣北行冬氣南行春氣始於左秋氣始於右夏氣始於中冬
氣始於本此四時生化之常也然此明其五分義誠非謂矣

及餘外四方者謂中原五分之外西方之域已然東分之外其氣濕極而寒微也北方之外寒極而熱也南方之域熱極温也凡此四分之外至于孤陰獨陽之分則萬物不能生化者也何以明之豈東生風西行西方生燥東行南方生熱北方行北方生寒而南行皆是陰陽始之生也未得配合而安有物象之生化乎亦猶人始生之後未得配合交感而豈有主化矣　此亦為九野　是以言中元之內五分及餘外四分而合而為九宮亦應分野之主不可不推詳夫九宮分野之道其義不一然則應於天地大小則天干一分中明應中原之九宮也仰而推之則用邦家者皆應之

推灾宮圖

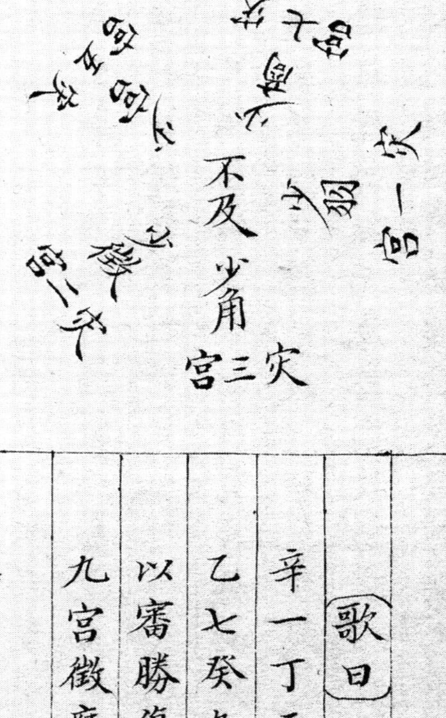

歌曰

辛一丁三己五申
乙七癸九是灾宮
以審勝復時之位
九宮徵應吉和凶

歲運不及則有災眚而不可一槩而言之各隨本化宮位而有勝復之至也其災方位宮分青之甚也後有徵兆也審其時位而可知也

辛為少羽水災一宮乃北方　丁為少角木災三宮及東方　己為少宮土災五宮寄在二宮坤位　乙為少商金災七宮及西方　癸少徵災九宮及南方勝者先變而行其勝也復者勝已而反復其過也然勝之動各有當位矣故經曰木不及災則春有鳴條律暢之化則秋有霧露清凉之故　火不及則秋有光顯炳明之化炎熱煩燥之候各有晏肅振寒之攻更有慘悽凝冷之勝則有埃濕大雨之復　土不及則四時有埃潤澤之化則春有鳴條鼓折之政四維發振拉飄騰之變則有肅殺霜露之復　金不及則夏有光顯鬱蒸之令冬有嚴凝肅整之應更有嚴燥煩燎之變秋有氷雹霜雪之復　水不及則四維有潤埃雪之化不時有和風生發之應四維發埃昏注之變不時有飄蕩振移之復也　九宮上應天之宮宿下應地理分野中應令藏將傍通萬物不盛衰悉皆應之也　歲運不及則本宮之化災若遇月于德符便為平運而還正宮復无勝己之災

丁年正運建壬寅五子元建法丁壬建壬寅丁與壬合　乙歲三月遇庚

辰乙建戊寅至三月庚辰乙與庚合　癸年仲夏逢戊午癸見甲寅至五
月見戊午然戊與癸合　七月辛年遇丙申辛建庚寅至七月見丙申然
丙與辛合　己歲辛秋進甲戌　己建丙寅至九月見甲戌然甲與己合
欲還正位尅元因不及災三宮及東方然正月見壬丁與壬為夫婦也
來相佐而為平運正位乃金不能尅也餘皆倣此故曰所有于德符合
契後為平運也

新添　月建歌曰

甲己之年丙作首　乙庚之歲戊為頭　丙辛更向庚寅起
丁壬又寅順流行　戊癸建從何位起　正月須向甲寅求

日建時歌曰

甲己還生甲　乙庚丙作初　丙辛從戊子　丁壬庚子居
戊癸逢壬子　順數不差殊

假令戊子年五月正月建甲寅五月戊午月建日亦同也

新刊圖解素問要旨論卷之二

新刊圖解素問要旨論卷第三

舊經　六化變用第三

凡初之氣自年前十二月大寒中氣日交當年初之氣分主六十日餘八十七刻半至春分前六十日而有奇自斗建丑正至夘之中木之位風之分也天度至此風氣乃行天地神明號令之始也天之使也天氣加臨

前有四六天交時刻法具載前也

子午歲太陽寒水為初居之為寒凜冽霜雪水氷也初之氣者氣迺迁暑將去寒迺始蟄虫復藏水迺雹霜復降風迺烈陽氣欝民乃周密關節禁固腰脽痛炎暑將起中外瘡瘍

丑未歲厥陰居之為大風發榮而毛氣降初之氣地氣迁寒迺去春氣正風迺來生和氣布化萬物以榮謂之舒氣風濕相搏雨迺復民病血溢筋絡拘强關節不利身重筋痿

寅申歲少陰居之為熱風傷人時氣流行初之氣地氣迁風勝迺搖寒迺太温草木早榮寒來不殺温病乃起其病氣怫於上血溢目赤欬嗌頭痛血

崩脇痛膚勝腠中瘡

卯酉歲太陰居之為風雨凝寒不散初之氣地氣迁陰始凝氣始肅水迺冰寒雨化其病中熱面目浮腫鼽衄嚏欠嘔小便黃赤甚則淋

辰戌歲少陽居之為濕疫為初之氣地氣乃迁火温草迺早榮民病迺厲温乃作身熱頭痛嘔吐肌腠瘡瘍赤班也

巳亥歲陽相居之清風霧露朦昧初之氣寒始煞氣方至民病寒風時發咳嗽左右脇下痛

凡二之氣自春分中氣日交入二之氣分終六十日餘八十七刻半至小滿前六十日而有竒自斗建卯正至巳之中二氣君火之位謂之少陰熱之分也天度至此暄淑火行君火熱之分不行炎暑君位德也

子午歲厥陰居之為風濕雨化羽虫二之氣陽氣布風迺行春氣以矣萬物應榮寒風晴民迺和其病目瞑亦氣欝於上而熱

丑未歲少陰居之為天正舒榮以其得位君令宣行故也二之氣火火正物二水化氣迺和其病温厲火行遠近咸若濕蒸相搏雨乃時降應順天常

□時候謂之時雨也

寅申歲太陰居之為時雨二之氣及欝入陰入陰分故也白坎四起雲趨雨府風不勝濕雨零民廼康其病熱欝於上欬逆嘔吐瘡發於中胷嗌不利頭痛體熱昏憒膿瘡

卯酉歲少陽居之為潛逆火熱時行疫癘乃生二之氣陽廼布民草廼舒未廼主榮癘疾大至民善暴死臣居臣位君居君位君居臣位壬午臣居君位甲子故亦

辰戌歲陽明之為温涼不時二之氣大涼乃至民廼慘草乃遇寒火氣遂折民病欝中滿寒乃始自涼而又之於寒故寒氣始於來近人也

巳亥歲太陽居之為寒雨間熱二之氣寒不去華霜雪水氷殺氣施化霜廼降名草上焦寒雨數至陽腹藏民病熱於中三之氣自小滿中氣日交之三之氣分終於六十日餘八十七刻半至大暑前六十日而有奇自斗建運已正未之中

凡三之氣自斗建運已正未之中三之氣分相火之位也夏至前後各三十日也少陰之分也天度之此炎熱大行

子午歲少陰居之為大暑亢民病熱三之氣天政布火火行應物蕃鮮寒氣時民病氣厥心痛寒熱更作欬喘目赤

丑未歲太陰居之為雲雨雹三之氣天政布濕氣降地氣勝而迺時降寒迺隨之感於寒濕則民病身重胕腫胷滿

寅申歲少陽居之為暴熱至草萎槁乾炎光濕化晚布三之氣天正布氣暑至少陽臨上雨乃涯民病熱中耳聾瞑血溢膿瘡欬嘔鼽衄喘目赤暴死

卯酉歲明居之為凉氣向發三之氣天政布行燥熱交合燥極而澤民病寒熱而虐也

辰戌歲太陽居之為寒氣閒至熱爭氷雹三之氣天政布寒氣行雨迺降民病迺寒反熱中癰疽注下心熱瞀悶不治者死當寒反熱是也反天常熱起於心神之危極不急扶救神迺消亡故治則生不治則死

巳亥歲厥陰居之為風熱大行雨化羽虫三之氣天政布風迺時舉民病泣出耳鳴掉眩四之氣自大暑中氣日交

凡四之氣自大暑中氣日交入四之氣分終六十日餘八十七刻半至秋分前六十日而有奇自斗建未正至酉之中土氣治之雨之分也天度至此雲雨大行濕熱蒸迺作

子午歲太陰居之為大雨霪四之氣溽暑至火行寒熱至民病寒熱嗌乾黃

痺鼽衄飲發中滿
（丑未）歲少陽居之為炎熱怫勝雲雨氷雹四之氣畏火臨溽蒸化地氣騰天氣否隔寒風曉暮蒸熱相薄草木凝煙濕化不流則白露陰布以秋令萬物得之以成民病腠理熱血暴溢瘧心腹滿胞脹其則胕腫
（寅申）歲陽明居之為清雨霧露四之氣凉廼至炎暑閒化白露降民和卒其病腹滿浮腫
（卯酉）歲太陽居之為寒雨害物四之氣雨降民病暴作振標譫妄少氣嗌乾引飲反厥心痛癰腫瘡瘍而虎寒疾骨痿血便
（辰戌）歲厥陰居之為暴風雨摧拉而生倮虫四之氣風濕交爭風化為雨物之廼長廼化廼成民病大熱少氣肌肉痿足痿注下赤白
（巳亥）歲少陰居之為寒熱氣反山澤浮雲暴辱蒸四之氣溽暑濕薄爭於左之上民病黃疸而為胕腫五之氣
凡五之氣自秋分中氣日交入五之氣分六十日餘八十七刻半至小雪前六十日而有奇自斗建酉正至亥之中五之氣分金氣治之燥之分也之此萬物窮燥

子午歲少陽居之為濕為清使政萬物廼榮五之氣畏火臨暑及至陽廼化萬物廼長廼榮民廼康其病溫

丑未歲陽明居之為大涼燥疾五之氣慘令以行寒露下霜廼早降草木黃落寒氣及體君子固密民病膚腠

寅申歲太陽居之為早寒五之氣陽廼去寒廼來霜廼降氣門乃閉剛木凋民避邪氣君子固密

卯酉歲厥陰居之為涼風大行雨生介虫五之氣春令廼行草廼生榮民氣和

辰戌歲少陰居之為秋濕病時行五之氣陽復化草廼長乃化乃成舒大火臨御故萬物舒榮

巳亥歲太陰居之為時雨沉陰五之氣燥濕更勝沉陰廼布寒氣及體風雨時行

凡六終之氣自小雪中氣交日入六之氣分終六十日餘八十七刻半至大寒前六十日而有奇自斗建亥正丑之中終盡天之氣水氣治之寒之分也天度至此寒氣大行

子午歲陽明司也居之為燥寒行功終之氣燥令行餘火內格病腫於上欬喘甚則血溢寒氣数舉則霧露雨瞀翳病生及膝內舍於脇下連少腹而作寒中地博易也氣勝則迺何可長也

丑未歲太陽居之為大寒凝冽終之氣大寒舉濕大化霜迺積陰迺凝水堅陽光不治感於寒則開節禁固腰脽痛寒濕特於氣交而為病也

寅申歲厥陰居之為寒風飄揚而生鱗虫終之氣地氣之正風迺至萬物反生朦霧其病關閉不藏而欬逆

卯酉歲少陰居之則蟄虫出見流水不氷終之氣陽氣布候反溫蟄虫來見流水不氷民迺康平其病溫君火之化也

辰戌歲太陰居之為凝寒寄地濕也終之氣正濕令行陰凝太虛埃昏瞑野昧民迺慘悽寒風以至反者孕死

巳亥歲少陽居之為冬溫蟄虫不藏流水不氷終之氣畏火司政陽迺大化蟄虫出見流水不氷地氣大發草迺生人迺舒其病濕癘

凡此上文每一主位之內有主客氣耳是以此為其法也始於子年終於巳亥每一歲之中常以六位奂氣在其下地應陰靜而位永定不易歲歲

皆然天之氣動而不息居无常之謂隨其歲氣交移則司天為三之氣地為終之氣左右之間氣也地之左間為初之氣右間為五之氣天之左間為中氣右間為二之氣所謂客氣也客行則主之上主在客之下上下相召寒水暑相臨陰陽相錯而變由失也

凡此之言人是以犯其大綱微微而有異也先立天地盈虛以明歲運之太少及更以別其盛衰推六部之臨御適其分野德而推之察其得遇可以其用也

新添　夫天之六氣陰陽者動而不息以輪流而於六矣主位之上常以當歲之氣便為司天而為三氣相火之客也後三氣便為在泉之氣之客也其司天氣者有南北二正也甲已土運乃南正司天土獨尊其餘金水火水皆北面南正者順天而轉定左右間氣也

假令甲子年南正司天子午乃少陰君火之上為司天也　中太宮土運下進三位卯位甲與已合乃已卯司地也　司天氣者兩相近者為間氣也子為司天少陰君火也　亥乃厥陰風木也為間氣丑太陰濕土為左間氣也　卯陽明金為司地寅少陽相火為左間氣辰太陽寒

水為右間氣也

舊經

南正司天之圖

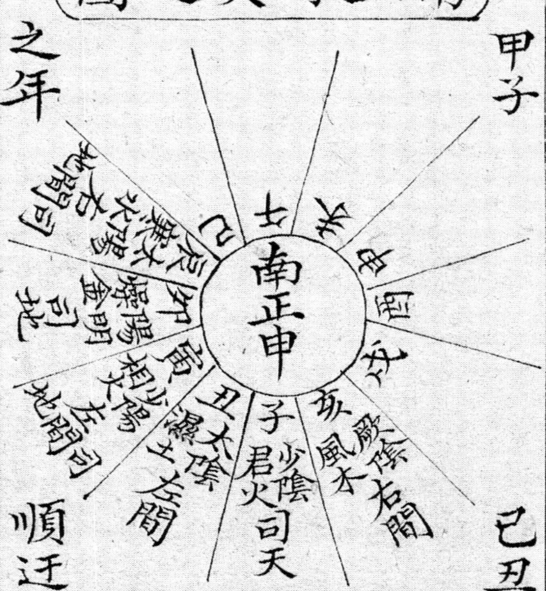

北正司天之圖

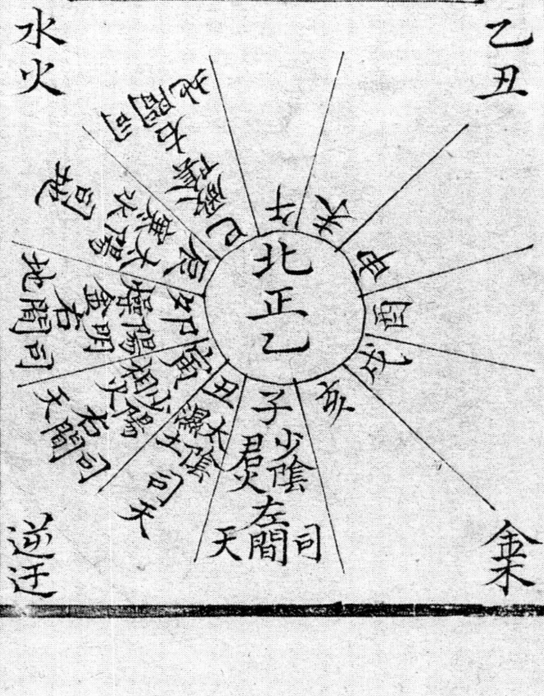

一年移一位以至六居而環會矣然上下相臨陰陽相錯而變由生也氣相得則和不相得則病主勝客則客病而為逆也客勝主則主病而為順也主客之勝而无復也所為三陰三陽自有盛衰之裏也

寅申巳亥為一陰一陽　子午卯酉為二陰二陽

辰戌丑未為三陰三陽　以義推之而知盛衰之變異也

歌曰

歲辰之氣是司天歲謂年也辰為支也則知子午歲少陰君火司之理也則知子午之左進一位至丑年每年到便為司天氣也

左進三辰為在泉進三辰至夘酉陽明在泉之類也

天皆南而言左右司天位在南而北面言左右之間氣也

北地左右面南言司地在北而南言其左右之間氣也

司天便為三氣客司天者上也南北二正皆司天為之氣便是三之氣客也

地為終氣必應然司地者一名在泉所謂下也乃為終氣之客也

地左間居終之氣司地左間為終之氣客也地右間為四氣客司天居三氣客也

欲知也氣自排連四氣天右間居二氣司地終氣同而別推之也

天地所主

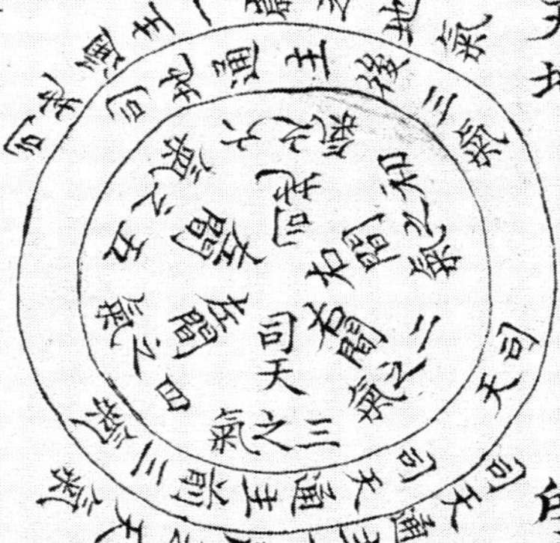

時位之圖

司天六元真氣者每一歲前三氣在天後三氣在地也其六氣二氣在天地之司餘四氣在間氣也司天之氣者主歲半之前三氣也其在泉者主歲半之後也三謂司天正主三之氣分也乃是至後合三十日餘四十三刻七十五分也餘四間氣者為天地陰陽所行之道路而各主六十日餘八十七刻半也然總之六步則為三百六十五日一十五刻乃成一歲耳

夫五運者每一歲通主一期而五歲爲一周也以隨乎一運主一運而太少相次也然一歲之中亦有五運而合主一歲也凡此五運元干之主所以木火土金水而相襲治之也常以木爲初運各隨年前交初氣之日時刻皆同次木生火爲二之運次春分後十三日交次火生土爲三之運主次小滿日後二十五日交次土生金爲四之運次大暑後三十七日交次金生水爲五之運次秋分後四十九日交終而復始也凡一運七十三日五刻總之爲一期此乃五運主客者前各有運策加臨易見也或云歲中五運各有主客當以主客也以年干前二干爲初運之客而以因五運上下相臨其年干前二干爲客運者具載玉册内按六元紀大論曰天運便爲初運客也而爲燥者誤也然司天者在其上司地在其下歲運者在其中常以般運天地之氣而爲升降又六步主客之氣者客氣在上主氣在下歲中天運在其中而般運上下主客之氣而升降也

凡此皆是三才之道也乃自然之理由造化物之由也一生二二生三三生萬物矣安得有主客之氣反無以般之耶宜爲謬矣運有太少者但同歲運之太少上下太少相因可知謬以陽年先起太角陰年先起少角者

非也 前太少角圖載法在前與經同也

（新添）三陰三陽表裏十二經 歌曰

寅為三焦手少陽　卯手陽明大腸方　辰手太陽小腸火

巳手厥陰包絡鄉　午手少陰心是火　未手太陰肺金鄉

申足少陽膽是木　酉足陽明胃土當　戌足太陽膀胱水

亥足厥陰肝木傍　子足少陰腎屬水　丑足太陰脾土鄉

舊經六氣表裏之圖

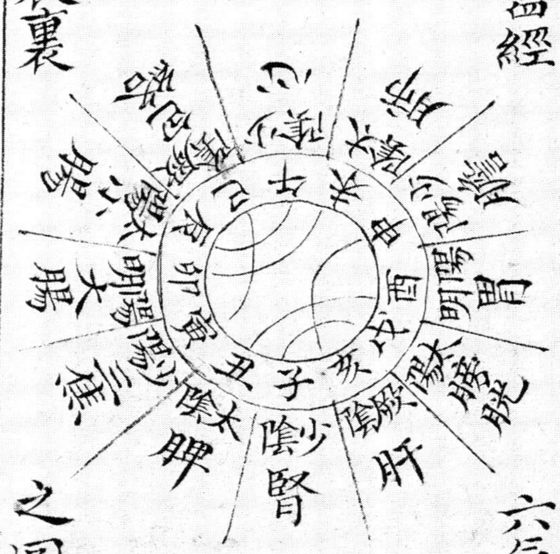

足少陰腎經　足太陽兩感少陰心之經手太陽小腸經為手兩感太陰脾之經足陽明胃之經為足兩感太陰肺之經手陽大腸之經手兩感厥陰肝之經足少陽膽之經手兩感厥陰胞絡經手少陽三焦經手為兩感其兩感者表裏俱病內外受病凡上下加臨取病之本素問曰傷寒病死在六七日之間何也皆兩感所受也

（新添）巨陽者諸陽之屬也其脉連於風府故為諸陽之主氣也人之傷於

寒者則為病熱熱雖甚則不死其兩感於寒而病者必不免於死傷寒
一日巨陽受之故頭項痛腰脊強　二日陽明受之陽明主肉其脉俠鼻
絡於目故身熱目疼而鼻乾不得卧也　三日少陽受之少陽主膽其脉
循脇絡於耳故胷脇痛而耳聾三陽經絡皆受其病而入於藏也故可汗
而已　四日太陰受之故腹滿而嗌乾　五日少陰受之口燥舌乾而渴
六日厥陰受之故煩滿而囊縮三陰三陽五藏六府皆受病榮衛不行五
藏不通則死矣　七日巨陽病衰頭痛少愈　八日陽明病衰　九日少
陽病衰　十日太陰病衰　十一日少陰病衰　十二日厥陰病衰囊縱
少腹微下大氣皆去病日已矣
兩感於寒者病
一日巨陽與少陰俱病則頭痛口乾而煩滿　二日則陽明與太陰俱病
腹滿身熱不欲食譫語　三日少陽與厥陰俱病則耳聾囊縮而厥水漿
不入死人而六日死五藏已傷
後有傳病法在卷末開説出三甲口訣非素問説故載此也
論標本

經言標本之道要而博小而大可以言一而知百病之害言標與本易而勿損察本與標氣可令調明知勝復為萬民式天之畢矣

舊經　六氣標本所從不同有從本者有從標者有不從標本者　少陽太陰從本　少陰太陽從本從標　陽明厥陰不從標本從乎中也　從本者化生於本從標本者有標本之化從中者以中氣為化以六氣為本以三陰三陽為標也

新添　少陽之本火太陰之本濕本末同故從本也　少陰之本熱其標陰太陽之本寒其標陽本末異故從本從標　陽明之中厥陰之中氣之化者　陽明中氣為濕厥陰之中氣熱　故陽明不從標本之化從乎中中氣者人氣也人氣為病矣

舊經　經言少陽之上火氣治之中見厥陰　陽明之上燥氣治之中見太陰　太陽之上寒氣治之中見少陰　厥陰之上風氣治之中見少陽　少陰之上熱氣治之中見太陽　太陰之上濕氣治之中見陽明　所謂本也然寒暑燥濕風火者氣謂本也則三陰三陽上奉之三陰三陽者太陰太陽少陰少陽厥陰陽明是謂標也與本相合為表裏者是謂中也是

故太陰陽明合太陽少陰合厥陰少陽合合而為六分而以為手足應三
陰三陽十二經脉也

〔新添〕又少陰太陽有標之化然少陰本熱其標少陰也　太陽之本寒其
標太陽遂從標從本之化也　太陰少陽從本然太陰之本濕其標陰少
陽之本熱其標陽故各從其本也　陽明厥陰從其標本皆從從乎中氣
陽明其本燥標為陽其性涼清化涼與標本不同而反同其太陰濕土也
又厥陰不從標本而反從乎中氣矣

〔舊經〕大凡治病必明標本中氣之化而寒熱温涼治之耳又經氣有初中
凡三十度而有奇氣同位者何也然初中者謂一步間氣分為二分故言
三十日而有奇也奇為四十三尅七十五分初中相合而成六十日餘八
十七刻半乃為一步也所以風氣之中者是以明其天地氣之升降也氣
之初地氣升烝之中天氣降升降不以為造化之由也故經曰天烝下降
烝流于地地烝上升烝騰于天故高下相召升降相因而變化作矣故出
入廢則神光化滅升降息則烝立孤危故非出入則无以生長壯老已非
升降則无以生長化收藏是以升降出入无器不有故知人之眼耳鼻舌

身意神識能為用者皆由升降出入之通利也故非出入則无以生長壯老已非升降則生長化收藏故无不出入无分升降化有大小期有遠近四者有之而貴常守无常災害之矣故曰无形无患此之謂也又之有不生不化乎然與道合同唯真人故曰真人者提挈天地把握陰陽呼吸精氣獨力守神肌肉若一故能壽敝天地无有終時此其道生也及夫至人淳德全道和於陰陽調於四時去世離俗積精全神遊行天地之間視聽八遠之外此盖益其壽命而強者也亦歸於真真人皆成道者天地人三才運氣加臨勝復注上中下矣　癸未日患便是兩感火運加見子少陰其運化兩感合死標本合病粗工不識陰陽升降不知酸苦甘辛鹹藥性者十人病九人死也

傳病

乙酉相女命癸未日患者癸火運未手太陰肺將未加在辰上順行至酉上見子子少陰火為兩感

(新添)四仲行流已上求但逢孛孟在龍頭

標本之圖

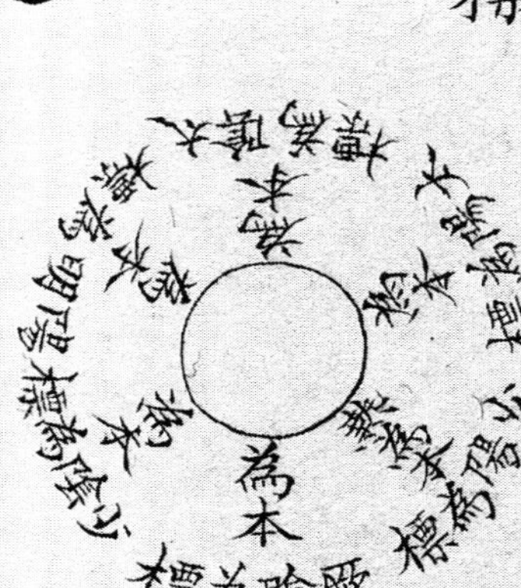

傳病法

凡人多用紅絲經傳病法全失素問造化之理並无運炁之說（馬宗素述）黃帝玉甲金鑰樞要傳病法非素問經載習之者先明運氣逆順勝復造化四時旺相調治四時所用皆先看司天日也

分五行王相　桑君所傳加臨法

春	木王	火相	土死	金囚	水休	甲乙日同
夏	火王	土相	金死	水囚	木休	丙丁日同
秋	金王	水相	木死	火囚	土休	庚辛日同
冬	水王	木相	火死	土囚	金休	壬癸日同
四季	土王	金相	水死	木囚	火休	戊己日同

天符　司天與運同是名天符星

假令戊子日戊為火運子為火炁只是天符此日患病困半也

歲會　運與支同是也

假令甲辰日甲為土運辰為土支乃歲會也年月日時同皆倣此得病皆重

太一天符　運氣與支同

假令戊午日戊為火運午為火氣又是火支即為太一天符也三日若
遇吉運善星九死一生年月日時並同
分司天司地司人
當日日辰名司天司天前三辰名在泉為司地左右間氣為司人
假令甲子日足少陰司天前三辰是丁卯陽明為在泉為司地足少陽
為右間氣足太陽為左間氣是司火也
分四時傷寒傳証候法
若要四時病傳證候須將人之相屬加左右間氣之上司地在陽乃加左
間炁在泉在陰乃加右間氣數至司天炁上見何臟腑先受病也
假令庚申人己卯日得病者以手陽明司天前三辰壬午手少陰心陰
為在泉午為陽支手太陰為左間炁乃在左間氣上將午加至卯上見
寅為三焦也
第一日三焦受病為主　第二日丑太陰脾土三焦火火生土為微邪當
先補心瀉脾　第三日傳至子足少陰屬火三焦亦是火當解心經　第
四傳至亥足厥陰肝屬木三焦是火為木生火為虛邪當補肝瀉心則愈

第五日傳至戌為足太陽膀胱屬水三焦屬火是水克火為客勝主其人必死也蕪日辰癸未癸腎水也其法二也一法用人命者一法用日辰也一法用日辰加左右間氣又一法加左右間氣於相屬者皆至日辰醫者詳推有驗准也

假令甲子人戊午日病少陰司天前三辰癸酉足陽明為在泉酉陰支少陽右間炁將甲子加申數至午上見戌為膀胱第一日為主病　第二日傳至酉足陽明胃胃屬土膀胱是水為上克水為客勝主為賊邪其病必死也太一其日得病十死一生也　第二日胃受病日辰己未日土運土氣也三土當尅一水其人未時而亡為四土臨深也

假令壬申人己丑日得病手太陰為司天前三辰太陽手太陽司地辰為陽支合加手厥陰為左間氣將壬申數至司天上見辰為手太陽火第一日小腸受病為主　第二日傳至於夘手陽明大腸屬金小腸大火尅金主勝客為徵邪宜瀉肺補小腸而愈也

假令丙寅生人丙戌日病此日丙辛水運辰戌太陽為水氣天符日其

病難痊當是足太陽司天前三辰司地辛丑足太陰司地乃丑為陰支子為右間烝將丙寅如右間烝數至司天上見子為手少陰是第一日受病也生我者母見子為虛邪　我克者為實邪　生我者為微邪　尅我者為賊邪　生我者為政邪目病

第二日傳至亥上足厥陰肝屬木心屬火木生火為母生子為虛邪宜補肝瀉脾而愈　第三日傳至戌足太陽膀胱水為心屬火水尅火客勝主為賊邪其日雖困不死從初病戌至第三日是戌子為火運子為火烝為水不能克火一水不能克三火也據子午少陰君太子者本屬腎水傳於戌乃表裏也非賊邪也第四日傳至酉足陽明胃屬土心屬火火生土為虛邪宜補心愈　第五日傳至申足少陽膽屬木心火木生火母子為虛邪宜補肝瀉脾　第六日傳至未上足太陰脾屬土心火生土為實邪補脾愈　第七日傳至午少陰腎水心火病七日至壬辰木運水烝為木運生火水氣尅火中半之道其人雖然不死大困矣　第八日至已手厥陰心包絡火兩火相逢遇比和戉日合辰自差也

新添　五藏病證

心病為主面赤口乾善笑口苦焦臭多言足汗其病心煩心痛掌中熱乾口也　肝病面青善怒臍右痛其病四肢滿悶淋溲難便轉筋也　脾病面黃善噫當臍痛腹脹滿食不消體重節痛怠惰嗜臥四支不收　肺病為主面白善嚏悲愁不樂欲哭臍右痛病喘咳洒淅寒熱証也　腎病為生面黑恐臍下痛四支厥逆小腹急痛泄注下重足寒而多逆也

推三陰三陽病證歌

厥陰所至土當灾　令病交民水不來　心痛胃脘兩脇滿
咽喉壅閉甚難開　太陰濕土兩時行　民病頭疼骨痺生
脫項拔腰并折髀　皆因腎藏未通亨　少陰君火熱臨身
民病心煩乾嘔頻　兩脇頭疼時咳喘　惡寒昏悶悸驚人
少陽相火熱司天　所勝之年心病先　胷滿鼻衄兩脇脹
喘咳腹脹火當年　陽明燥勝木為殃　頭痛昏昏左脇傷
男子傷筋浮腫脹　婦人腹痛又心狂　太陽寒水心受灾
民病頭疼寒熱來　腹痛肘攣筋急痛　面黃嗌齆口乾煩

七十二候之圖

舊經

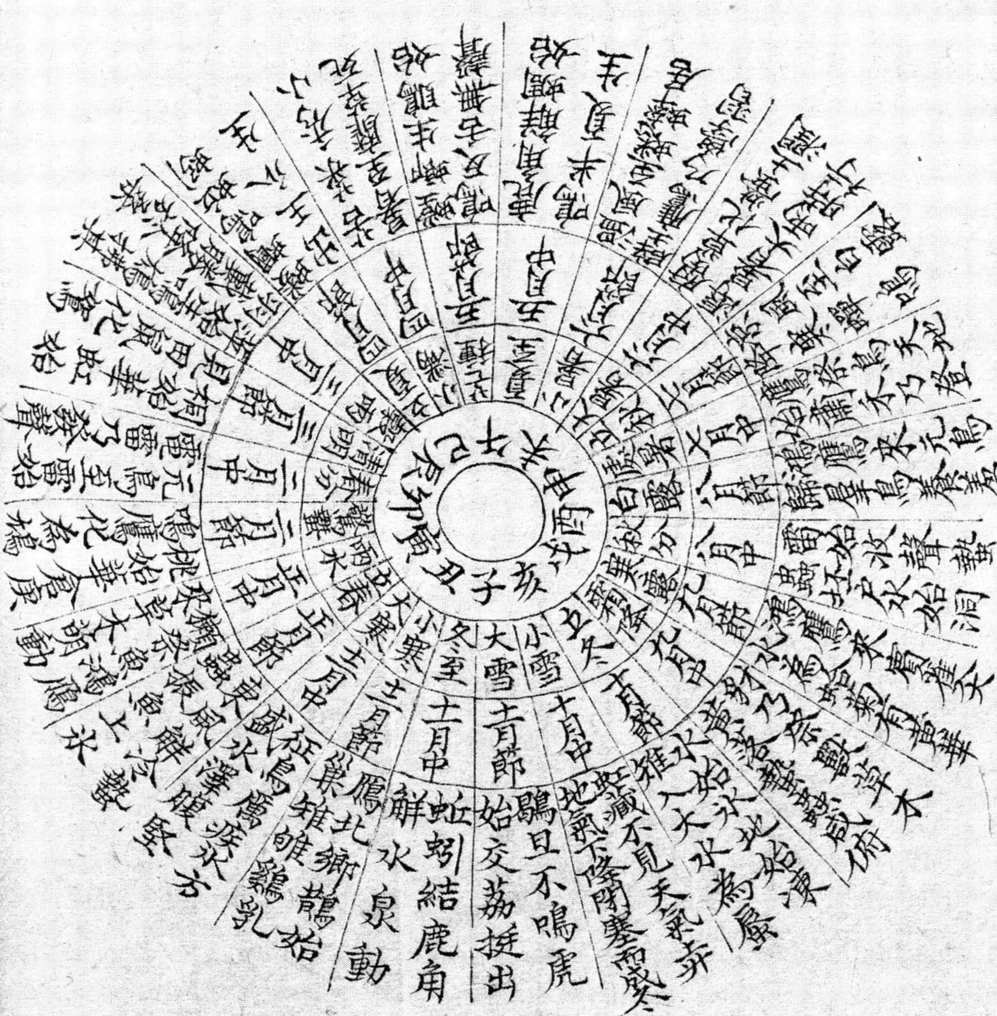

新添　求癸丑年七十二候

演紀開元十二年甲子歲正月一日己酉朔積至今明昌四年積得四百七十年減一筭乘歲周分乘之得一十七萬一千二百九十九日二十四分八十四秒去天紀命已酉筭外得戊申日交司日辰及分六十去之外有置大寒五十九日二十四分八十四秒加候策五日〇七分二十八秒滿六去之

假令癸丑年大寒交司五十九日二十四分八十四秒加候策五日〇七分二十八秒得四日三十二分一十二秒命己酉得癸丑日鷙鳥厲疾大寒氣下乃雞始乳也此鷙鳥厲疾者大寒後五日

經曰何謂氣岐伯曰上帝所秘仙師傳之曰五日謂之候三候謂之炁六氣謂之時四時謂之歲歲者謂之期四期謂一小周十五小周為一大周乃六十年也

凡此之數九六為之紀也故經曰六六之節九九制會者所以正天之度氣之數天度者所以制日月之行也炁數者所以生化之用也天為陽地為陰日為陽月為陰行者分紀也周有道理日行一度月行十三度而有

紀奇焉故大小月三百六十五曲成一歲積氣餘而盈潤矣然晝夜日行天之一度月行十三度零十九分之後也後載法在用鍼補寫内出八正神明論中然五星者皆屬地體循天而右行也南面東轉北面西轉行故曰天順地而左旋地承天而右行矣是日行遲而月行疾也

凡太陽一年三百六十五日一日行一度一年行一周天月一日行十三度有奇二十九日行一周天日方行二十九度此之此月則月已先行一周天三百六十五度之外又行天之二十二度則反少七度而不及日也又加半日則同宮而為一月陰陽說云謂月之行月有前後遲速分等周无常准則有大小盡之異也本三百六十五日四分度之一

荆朴曰周天三百六十五度四分度之一者　故日行天一度月行十三度有奇月二十七日行一周天更二日半行乃日與月相會成二月計日二十九度半在人二十九度半合箇二十九度半共五十九日故月有大盡有小盡一歲日共行三百五十四度在人計三百五十四日日周天三百六十五度四分度之一成人間一年今只行三百五十四度在人計三百六十四日餘却一十三度四分度之一計一十一日三

時辰故三年一閏五年而再閏十九年七閏方成一章至八十章然後
盈虛之數盡而復始

月周天法

置周天三百六十五日二十五分以二十七日除之每日得一十三度
余有一十四度二十五分以約法相減以二十七減十四度二十五分
得七十五停相減停也三次相減停以七十五為法先除毋二十七日
乃二千七百也除之得毋三十六為毋也以七十五除子十四度二十
五分得一十九也故三十六分度之一十九　一日一十三度三十六
分度之十九　二日二十七度二十六分度之二　三日四十度三十
六分度之二十一　四日五十四度三十六分度之四　五日六十七
度三十六分度之二十三　六日八十一度三十六分度之六　七日
九十四度三十六分度之二十五　直候加至二十七日乃得三百六
十五度一十六分度之九也故二十七日合周天三百六十五日四分
度之一也　度之一者乃一百刻中得二十五四个二十五也乃一百
刻也共合之令法以二十六分為毋以言三百六十五度三十六分度

之九故四个九亦三十六也合四分度之一也

（新添）當六歲也自餘歲外之發别有三百五十四日而為歲通少一十一日五十五刻乃積氣餘而盈閏也凡閏之月无中氣皆是前後三辰之分也乃天度之數也其象應期而有圓缺者月象非有缺也然月為太陰水之精也日象太陽火之精也旧月相見則為明字乃天之道也火為陽明之於外水為陰明之於内以火大彰以水鑒形而可之也日之見也同其太陽照而象方見也日光不能照者其象不彰而缺也以視其象而可狂也故上弦月南則中見而下之半也下弦月南則日乃東見而上之半也望則日月相對是故圓明晦則同宫是故視之不能見矣又如氷雖瑩夜懸暗室非火炳明而豈觧見其形矣是知氷雖内明廾明曜而形无所見月雖中朗非日輝其象不能彰是故曰本无缺盡因日月行之遲速不等而故有盈虧矣

（新添）　太陽早晚出入

經曰地為人之下太虚中者也然地太虛之中非謂至下處也以觀平野之外目視之極天圓之際非謂天之有際而與地之相接也

新添

太陽出入早晚之圖

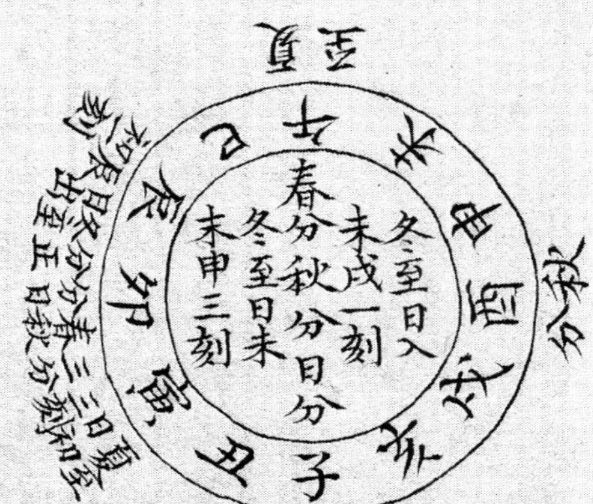

凡遐迩山休皆黄隔而致之然也物隔之際事為日月運行道路上下之中也是故日月出入而先曉日乍入而朗明矣然日月星象非謂高下齊等循天而運行也矣

然南方陽火其氣炎上北方陰水其性下流故上南也下北也北方下而為陰也子午陰極而反生陽而上昇日乃上行循於丑寅至卯乃曉以上物隔之際而乃出也次乃上循辰巳至午正高陽極而反生陰而下降日乃下行循於未申至酉乃下物隔之際而入之皆也次下循於戌亥至子周而復始也此乃一日之中陰陽昇降運行之道也歲中升降亦如是也故冬至為子正也日行之下循天運行道路闊遠故曰晝行南道而遲出早入也乃晝凡四十刻而夜凡六十刻也然冬至之後陽乃始生日反上行而漸高也則循天之運行道路穿狹故曰晝漸北行而早出遲出也凡

九日晝加一刻而為約也至為春分日行中道故晝夜停而各得五十刻也至於夏至為午正也日行之道而至高也高則循天收而穿行故曰晝行北道而早出遲入也

晝夜一日刻二十四氣定時刻也

立春正月節艮☷手太陰經也晝四十三刻夜五十七刻　雨水正月中寅☰手太陰絡肺也晝四十五刻夜五十五刻　驚蟄二月節甲☰手陽經也晝四十七刻夜五十三刻　春分二月中卯☷手陽明絡大腸晝五十刻夜五十刻　清明三月節巳☷足陽明經晝五十三刻夜四十七刻　谷雨三月中辰☷足陽明胃絡晝五十五刻夜四十五刻　立夏四月節巽☰足太陰經晝五十七刻夜四十三刻　小滿四月中巳☰足太陰脾絡晝五十九刻夜四十一刻　芒種五月節丙☰手少陰經晝六十刻夜四十刻　夏至五月中午☷手少陰心絡晝六十刻夜四十刻　小暑六月節丁☰手太陽經晝六十刻夜四十刻　大暑六月中未☰手太陽絡小腸晝五十九刻夜四十一刻　立秋七月節坤☷足太陽經晝五十七刻夜四十三刻　處暑七月申☰足太陽絡膀胱晝五十五刻夜四十五

刻　白露八月節庚☰足少陰經晝五十三刻夜四十七刻　秋分八月
中酉☱足少陰絡腎晝五十刻夜五十刻　寒露九月節辛☱手厥陰經
晝四十七刻夜五十三刻　霜降九月中戌☱手厥陰絡手心主晝四十
五刻夜五十五刻　立冬十月節乾☰手少陽經晝四十三刻夜五十七
刻　小雪十月中亥☱手少陽絡三焦晝四十一刻夜五十九刻　大雪
十一節壬☱足少陽經晝四十刻夜六十刻　冬至十一月中子☱足少
陽絡膽晝四十刻夜六十刻　小寒十二月節癸☱足厥陰經晝四十刻
夜六十刻　大寒十二月中五☱足厥陰絡肝晝四十九刻夜五十一刻
乃晝凡六十刻而夜四十刻也然夏至之後陰乃始生日反下行故曰晝
漸南遲出早入凡九日晝減一刻而為約也至秋分日行中道乃晝夜停
而各得五十刻也至於冬至周而復始然日一所行之道路雖有高下周
圓大小之異皆合六度而行故曰高則遠視之小而行遲也日下則視之
大而行之疾也又曰高則陽居分故暄而熱也日下則陽居陰分故涼而
寒也然一日陰陽升降之小故寒熱溫涼異之小也一歲陰陽升降之大
乃寒熱溫涼異之大也又夏日循天天高行故晝長夜短是為陰少而陽

多故熱也冬日循天下行故晝短夜長是故陽也少陰多而寒也又冬至之後陽生則晝漸長夏至之後陰生則夜漸永也此乃天理自然升降運行之道路也故春秋二分陰陽兩停春居陽分故為渴也秋居陰分故為凉也分則日月同道而行餘皆日月行下高下而相反也

其五星者歲星十二年行一周天熒惑七百四十日行一周天鎮星二十八年行一周天太白辰星常以太陽同宮而三百六十五日四分度之一乃行一周天矣各行氣運盛衰而有高下所行道路之異也然盛則其星瑩然明大高而上行循天北越其道也氣運各無盛衰則不失其常矣其同天星象皆順陰陽升降之理而行也子正之後上而行之午正之後下而行之故皆于將陽之際而為出入之期也又星晝伏明而不明見者蓋日月光曦輝而然也故曰大明見則小明不彰矣凡此之道照而無感也故經曰天變代惑之用天垂象地成形七曜緯實五行麗地者所以載生成之形類也靈者所以列應天之精氣也形精之動猶根之與枝葉也仰觀其象雖遠可悟其道矣

（新添）　行傍通

夫天地之道者以五運陰陽為變化之用也故經曰其在天為立在人道在地為化化生五味道生智元生神在天為風火暑濕燥寒在地為水火土金木故在天為炁在地成形氣形相感而化生萬物矣

五氣	風	暑	濕	燥	寒
五行	木	火	土	金	水
五星	歲星	熒星	鎮星	太白	辰星
五音	角	徵	宮	商	羽
五方	東	南	中	西	北
五應	春	夏	長夏	秋	冬
化生氣	生	長	化	收	藏
五運平紀	敷和	炎暑	溽蒸	清切	凝堅
五候氣	端素	高茂	充平	凋涼	明
五牲	暄而隨	暑而速	澤靜直平	涼而潔	澶而下
五用	罝搖動	燔灼躁動	高下滿化	堅成散落	湲衝下流
五虫	毛	羽	倮	介	鱗

五畜	羊	馬（相火化馬屬火辛一）	牛	雞	猪
五谷	麻	麥	稷	稻	豆
五果	李	杏	棗	桃	栗
五菜	韮	薤	葵	葱	藿（豆葉番味没）
五實	核	絡	肉	殼	濡
五物	堅	脉	膚	外堅	濡
五色	青	赤	黄	白	黑
五臭	臊	焦	香	腥	腐
五味	酸	苦	甘	辛	鹹
五運成數	八	七	五	九	六
五德	敷和	彰顯	潤澤	清潔	淒愴
五化	生榮	蕃茂	風盈	堅斂	清謐
五政	發散舒啓	明曜	安静	動肅	清淨
五令	和風喧發	暑熱欝蒸	溼黅云雨	燥溼霧	霧露寒
五變	振拉摧拔	銷鑠炎赫	動驟注雨	肅殺慘悽	凛冽嚴凝

五災 散落 燔焫 潰復 冰雪 霜雹

五病 衰急 然相火運夏滿閏變亦君火化 否 欬 厥

五藏神 魂 神 智 魄 忠

五藏 肝 心下皆君火之化也 脾 肺 腎

五智 怒 喜 思 憂 悲

五官 目 舌 口 鼻 牙

五藏 開竅目 耳少火相清故也 口 鼻 溺

五藏主 目 舌 口 鼻 二陰

五養 筋膜 血脉 肌肉 皮毛 骨髓

五藏內應 時脇 膺助 心腹 膺脇 宿背要下脊骨髓

五藏外應 關節 經絡 肌肉四肢 皮毛 谿谷踹膝

凡此五化非太過不及以平而為期也生長化收藏先後之至各務其德則無勝淫治之生月五化宣平不失其常是化而無變也者謂之物極盛也經曰物生謂之物極謂之變則天道失常而病由生也則如木太過而變則成氣大行邪淫脾土濕化屈伏皆病也風木過極而亦自病木不務

德輕侮謂金勝注脾土土氣屈伏求救于子子者金也子復母讎則清氣
大舉燥令乃行而肝不病也若木不及則金來勝克肝乃受邪侮反曰病
于土也金乃勝德火復母讎則金反病也
五星萬物盡皆應之人亦由之餘皆倣此推而可知也故經曰五氣而立
各有所先非其位則邪當其位邪則正病生之變也者炁相得則微不相
得則甚歲者氣餘則制已所勝不及則已所不勝侮而系之已所勝經而
侮之侮反受邪寡於畏也斯之道欲天五運太過者與已不勝而濟化是
謂木齊金化之類也天復則化淳其氣變動則病田盛也以勝衰者受邪
盛之過及極而亦同病也隨行勝之微甚復其過而反照其害也

大過五紀　木曰發生　火曰赫曦　土曰敦阜　金曰堅成　水曰流演
辰戌　上羽其運　風　暑　陰雨　涼　寒肅
其化　鳴紊啓折　暄暑鬱燠　柔潤重澤　霧露肅殺　凝慘凜冽
其變　振拉摧拔　炎赫沸騰　震驚飄驟　肅殺凋零　冰雪霜雹
其病　眩目瞑　熱鬱　濕下　燥背瞀滿　大寒留於溪谷
口口　上徵其運　風鼓　暑　陰雨　涼　寒

其化　鳴紊啟坼　暄囂鬱燠　柔潤重澤　霧露霜飈凝慘凜冽
其變　振拉摧拔　炎烈沸騰　震驚□□　同前　同前
其病　掉眩支脇驚　止熱血熱血泄心痛
體重胕腫痞飲　肩背胷中　寒浮腫
子午上徵其運　風熱　炎暑　陰雨　涼勁　寒
其化　同前　暄曜鬱燠　同前　同前　同前
其變　同前　同前　同前　同前　同前
其病　支滿　上熱血溢　中滿身腫　下清　寒下
凡定期是以疏其紀不必皆然有變動病之用也所以其間亦非太過者
摧之可知也其病者病由生也則如大角風勝脾土受邪風病飧泄食減
體重煩冤腸鳴支滿忽忽眩冒巔疾雲物無動草木不寧甚而搖落反脇
痛而吐甚則衝陽絶者死
歲太徵火勝金肺受邪民病瘧疾出氣欬喘血泄血泄注下嗌燥于耳中
熱肩背熱甚則病反胷中痛脇支滿痛膺背髀間痛而兩臂內痛身熱膚
痛而為浸淫復則雨水霜寒天符則火燔炳水泉不凍病反譫妄狂越欬

喘息鳴下甚則血溢血泄不已太淵絶者死不治

歲太宫土勝腎水受邪民病腹痛清厥意不樂體重煩口甚則肌肉痿足痿不收行善契腹下痛飲發中滿食减四支不收反下甚而大淵絶不治

歲太商金勝肝木受邪民病兩脇下少腹痛目赤目眥痛耳口開肅殺而甚則體重煩寃胷引背痛甚則喘咳逆氣肩背痛引尻陰股肱髀喘足皆病金烝峻木烝下草木蒼乾反心脇暴痛不可反側欬逆甚而血溢太淵絶者死不治

歲太羽水勝心火受邪民病身熱煩心燥悸陰厥上下皆寒譫妄心痛寒氣早至甚則反病腹大脛腫喘欬寢汗出增風復則大雨且至埃濕霖霧朦鬱天符則雨水霜雪不時雨降濕烝變反病腹滿腸鳴飧泄食不化神門絶者死不治

凡此五運太過之勝由乎變也變則勝至有勝則後復之勝之作病畜也五運不及則其化减半已所不勝來兼其化則如土不及而無木化之數也己所不勝來於其勝衰而受邪屈伏不伸求救子子執母讎後復其過隨勝而復病之作也

不及五紀

	木	火	土	金	水
	委和	伏明	卑監	從革	涸流
其運	風燥熱	熱寒雨	雨風涼	燥熱寒	寒雨風

所謂運不及而兼其勝復之化也

其災宮	三	九	五	七	一

凡定此期是以專明不及之運非謂但逢陰干便為不及凡陰干之中亦有平運不可不通乎歲運不及則如此之化及災也

歲少角木衰燥令大舉草木晚榮肅殺而甚甚則剛木辟著柔萎蒼乾民病中清胠脇痛引少腹侮反受邪脾病腸鳴溏泄金土並化則涼雨時至天刑克木炁失正草木焦槁蒼木再凋火後則炎暑流行濕性燥柔脆草木焦槁體再生華先開者化實土氣急則故也則病寒熱瘡瘍痱胗癰痤白露早降收殺炁行寒雨害物虫食甘黃脾反病也

歲少徵火衰寒氣大舉物榮而下凝慘而甚則陽氣不化木乃折榮民病胷中痛脇支滿脇下痛膺背肩胛間痛兩臂內痛欝冒朦昧心痛暴瘖上下與腰背相引而痛甚則反病屈不能伸髖髀如別復則埃欝大雨且至

黑炁迺辱則病驚溏泄腹滿食飲不下胃中腸鳴泄注腹痛暴攣痿痺足不任身也　歲少宮土衰風氣乃行草木榮茂燥爍以行飄揚而甚秀不實民病飧泄霍亂體重腹痛筋骨繇并肌肉潤酸善怒金復則木乃蒼凋筋暴痛下引少腹善大息虫食甘黃氣客於脾黅穀迺蕎民病食少失味蒼穀上角則無復民康矣　歲少商金衰炎火迺行大氣迺用庶物以茂燥爍以行民病肩背瞀腫鼽衄血便注下復則寒雨暴至乃令氷雹霜雪殺物陰　隔反上行頭腦户痛延囟頂發熱口瘡甚則心痛也

歲少羽水衰濕令大舉火氣迺用其化迺速暑雨數至民病腹滿身重濡泄寒瘍流水腰股痛發膕腨股膝不便煩寃足痿清厥脚下痛甚則胕腫上宮則大寒數舉蟄虫早藏地積堅水陽光不治民病寒疾於下甚則腹滿浮腫　木復大則風暴至草偃木零生長不鮮面色無變筋骨併辟肌肉瞤瘛視䀮　物疏璺肌肉胗發氣并隔中痛於心腹

凡此五運太過不及雖有常位勝無必也然有勝則復無勝則否亦有勝而不能復令其所在推其至理而可至也

新刊圖解素問要旨論卷第三

新刊圖解素問要旨論卷第四

抑佛欝發第四

五運之氣歳有天氣抑而怫之不欝極廼發待時而作也故經曰土欝之發巖谷振驚雷殷氣交雲之分也埃昏黄黒化為白氣飄驟髙深擊石飛空洪水廼從川流漫衍田牧土駒大水去土石如羣駒散牧於田野化氣廼敷善為時雨物之始生始長始化始成故民病腹脹腸鳴而為數後甚則心痛脇䐜嘔吐霍亂飲發注下胕腫身重脾熱之生也雲奔雨府霞擁鳴陽山澤埃昏其廼發也雲横天山浮游生滅怫之先兆王氷云天際雲横土猶冠帶巖谷叢薄乍滅乍生有土之見怫兆已彰皆平明占之浮游以午前後望也

金欝之發天潔地明風清氣切大凉廼舉草樹浮煙燥氣以行霿霧數起丑後辰前殺氣時來至其色黄赤黒而雜至草木不勝蒼乾金廼有聲故民病欬逆心脇滿引少腹善暴痛不可反側嗌乾面塵色惡金勝而木病也山澤焦枯土凝霜鹵怫廼發也王氷云夜寒白露林莽聲悽怫之兆也

水鬱之發陽氣迺辟陰氣暴舉大寒迺至川澤嚴凝寒雰霜雪甚則黃黑昏翳流行氣交迺為霜殺腐水見祥故民病寒客心痛腰脽痛大關節不利屈伸不便善送痞堅腹滿陰勝陽則故也陽光不治空積沉陰日埃昏瞑而迺發也太虛深元氣猶□□微見而隱色微黃怫之先兆也王冰云寅至辰分可候也矣

木鬱之發太虛埃昏雲物以擾大風迺至屋發折木木有變室奇異之吠故民病胃脘當心而痛上肢兩脇鬲咽不通食飲不下甚則耳鳴眩轉目不識人善暴僵仆是謂筋骨強直而不用卒倒無所知也太虛蒼埃天山一色或氣濁色黃黑鬱若橫雲不起雨而迺發也長川草偃無風自低柔葉呈陰白楊葉無風自落松吟高山虎嘯巖岫怫之先兆王冰云甚者發速微者發徐山行之候則以虎松期之原行以麻黃為候秋冬以梧桐蟬葉候之

火鬱之發太虛曛翳而空見赤氣也大明不彰而昏暗是也炎火行大暑至山澤燔燎林木流津廣廈騰煙土浮霜鹵止水迺減蔓焦呈黃南風行令惑言雨而不作濕化後迺故民病少氣瘡瘍癰腫脇腹胷背面首四肢

腹脹臚脹瘍痱嘔逆瘲瘈骨痛節廼有動注下溫瘧腹中暴痛血溢流注
精液廼少目赤心熱甚則瞀悶懊憹善暴死刻終大溫汗濡元府甚廼發
也（新添）欝極廼發待時而作者天氣不足地氣隨之地氣不足天氣從之
運居其中木欲得昇金氣欝之火欲上昇水氣欝之土氣欲昇木氣欝
之金氣欲昇火氣欝之　丁酉　己亥　己巳　庚午　辛丑　庚寅
假令庚午金運上昇天氣抑之又逢三之氣上下火欝不能升降故曰
天氣下降氣流于地地氣上升氣騰于天故高下相召升降相因而變
作矣多少而差其分微者小差甚者大差甚則位易氣變易則大變生
而病作矣大要曰甚紀五分微紀七分甚紀者速微紀者緩一紀者十
五日甚紀者七十五日而待時而發也微紀者緩慢一百五日而發也
所以知天地陰陽過差矣
動復則靜陽極反陰濕令廼化廼成華發水凝山川氷雪陽焰午澤沸之
先兆也有怫之應而後報也皆觀其極而廼發也其發之時者示發無常
水隨二火之位土火發於四氣金發五氣然有多少發有微甚微則當其
氣而不兼地氣甚則兼其已所不勝故發而氷雹土發而飄驟木發而毀

折金發而清明火發而曛昧皆所不勝之氣推其下承而可知也然下承者所謂實盛過極則有承襲之害也故經曰相火之下水氣承之水位之下土氣承之土位之下風氣承之風位之下金氣承之金位之下火氣承之君位之下陰精承之皆所以制其盛也視其物而明也如人物熱極而體流津以火煉金熱極反化為水則如火熱極而水氣承之也又水氣寒極則物堅水凝如地是知水氣過極而兼土之下承也又雨濕極盛則為驟注烈風而淫潰是知土氣過極而下兼風氣承之也又風大則反涼而草木散落是知風氣過極而兼金氣承之也又秋氣大涼而物皆乾燥是兼火氣下承之象也然萬事不可過太過者必有勝已者來承而制之也故經曰亢則害承廼制制則生化外烈盛衰害則敗亂化生大病然亢者過極也物惡其極故曰物生謂之化物極謂之變又俗云物極則反皆斯道也（新添）

善鬱之甚者治之奈何

木鬱達之達者在上湧之吐令條達　火鬱發之解表發汗令其疎散

土鬱奪之奪謂宣下之令無擁礙也　金鬱泄之滲泄解表利小便也

水鬱折之抑制其盛氣折者衝逆也過者折之以其畏也

舊經　元相勝復第五

夫六氣之勝元相為邪隨其所乘而生其病不必皆然邪淫已勝而為病始故有虛實微正賊之五邪也大凡治病先求其病之由次審病生之所知本知標而悉明矣其勝者風勝則耳鳴頭眩憒憒欲吐胃鬲如寒大風數舉倮虫不滋胠脇氣併偏著一邊化而為熱小便黃赤胃脘當心而痛上支兩脇膓鳴飡泄少腹痛注下赤白甚則嘔吐鬲咽不通飲食入而復出也

熱甚則心下熱善饑臍下反動氣游三焦炎暑至木流津草廼萎嘔逆燥煩腹滿溏泄傳為赤沃也　濕勝則火濕氣內欝寒迫下焦痛留顱項元引眉間胃滿兩數至鱗見於陸燥廼化見少腹滿腰脽重强內不便善注泄足下溫頭重足胻胕腫飲發于中胕腫于上濕勝濕及火氣內欝則瘡瘍於中流散於外病在胠脇甚則心痛熱格頭痛喉痺項强　火勝熱客於胃則煩心心痛目赤欲嘔嘔酸善饑心痛溺赤善驚譫妄暴熱消爍草萎水涸介虫廼屈少腹痛下沃赤白　燥勝則清發於中胠脇痛溏泄內為嗌咽外發癩疝大凉肅殺華英改容毛虫廼殃胷中不利嗌塞而欬

寒勝則寒凛且至非時水氷羽虫後化痔瘧發寒厥入於胃則内為心痛陰中生瘡隱曲不利元引陰陰股筋肉拘苛血脉凝泣絡滿色變成為血泄皮膚腑腫腹滿食減熱反上行頭項胐户中痛目如脱寒入下焦傳為濡泄治此諸勝

六氣所勝用藥

風勝治以甘清　佐以苦辛　以酸瀉之

厥陰之勝木旺當先補其不勝木旺者先補其脾土然後方寫其肝木也治以甘清者甘味和其脾清者春木旺凉為用可以甘清佐以苦辛者脾苦濕急食苦以燥之以辛潤之以酸瀉之是酸瀉肝之之旺氣也是乃先歸其不勝者然後方瀉之

熱勝治以辛寒　佐以苦鹹　以甘瀉之

君相二火所至肺病生焉先以辛寒辛寒者佐其肺也夏以寒用散其火氣佐以苦鹹者肺苦氣上逆急食苦泄之鹹者佐於君相火脾宜食鹹然後以甘味瀉之可以用鹹補甘瀉方得和平

治以鹹熱　佐以辛甘瀉之

濕土太陰之病土旺而腎水受邪本歸於不勝者今此濕勝之治謂相
火之後濕勝相搏醎熱者醎者柔而火也腎爲胃之關機取醎柔軟之
性味也熱者以辛甘發散出汗散其濕氣也
火勝治以辛寒　佐以甘醎　以甘瀉之
同熱勝治佐以甘醎者佐其脾土後以甘瀉旺火也
燥勝治以酸温　佐以辛甘　以苦泄之
秋生於燥木氣受邪以酸瀉其木秋用温佐以甘辛者辛瀉其肺氣乃
先歸其不勝也然後甘瀉其火熱以苦泄去其病也
寒勝者治以甘熱　佐以辛酸　以醎瀉之
冬用熱太陽水化治以甘熱佐以辛酸者甘者以辛相佐發散寒邪酸
增金氣以醎瀉者醎寫腎水補心人緣冬用熱合補火瀉水也
六化惟太陽不歸不勝與前異也
凡此之用先有其勝後行其復所謂其復者過也
(舊經)　風勝復則少腹堅滿裏急暴痛偃木飛沙倮虫不榮厥逆心痛汗
發嘔吐飲食不入入而復出筋骨掉眩肉中動也清厥甚則入脾則食痺

而吐衝陽絕者死
熱復則燠熱內作煩燥鼽嚏少腹絞痛火見燔焫嗌燥分注之時止動氣
於左上行於右而欬皮膚痛暴瘖心痛鬱冒不知人灑淅惡寒振慄譫妄
寒已而熱渴而欲飲少氣骨痿鬲腸不便外為浮腫噫噦赤氣後化熱氣
大行介虫不俯疿胗瘡瘍癰疽痤痔甚則入肺欬而鼻淵天府絕者死
濕復則温變迺舉體重中滿食飲不化陰氣上厥胷中不便飲發於中欬
而有聲大雨將至鱗見於陸頭項痛重而掉瘛甚明則嘔而密嘿吐清液
甚則入腎竅泄漏無度太谿絕者死
火復則大熱將至枯燥煩熱介虫迺耗驚瘛欬衄心熱煩燥便數憎風厥
氣上行面如浮埃目迺瞤瘛火氣內發上為口糜嘔逆血溢血泄發而為
欬瘧疾寒鼓慄寒極反熱嗌絡焦槁渴引漿水色變黃赤少氣脈萎化而
為水傳而為胕腫甚則入肺欬而血泄尺澤絕者死
燥復則清氣大舉森木蒼乾毛虫迺厲病生胠脇氣歸於左善太息甚則
心痛否滿腹脹而泄嘔苦欬噦煩心病在鬲中頭痛甚則入肝驚駭筋攣
大衝絕者死

寒復則厥氣上行水凝雨氷羽虫廼死心胃生寒胷中不利心痛痞滿頭痛善悲時眩運食減腰脽反痛屈伸不便地烈氷堅陽光不治少腹控睪引腰脊上衝心痛唾出清水及為噦噫甚入心善忘善悲神門絶者死

治諸復者風復治以酸寒佐以甘辛以鹹瀉之以甘緩之熱復治以鹹寒佐以苦辛以甘瀉之以酸收之以辛苦發之以鹹耎之　濕復治以苦熱佐以酸辛以苦瀉之以燥泄之　火復治以鹹冷佐以苦辛以酸收之辛苦發之發表不遠熱無溫涼少陰同候　燥復治以辛溫佐以苦甘以苦瀉之以鹹補之　寒復治以鹹熱佐以甘辛以苦堅之也（復者有勝而有復）

新添　假令少陽下降肺氣承之金乃受邪病喘咳頭痛肺金主水傳入腎病臍腹痛腿脚腫痛身寒水為金之子水尅火金水相生子母同制於火乃子救於金母也此名復也　治者補其子折其肝氣也

風復者治以酸寒　佐以甘辛　以鹹瀉之　以甘緩之

木勝則土氣受邪土生金為子者治以酸寒者酸補金寒去熱更以甘辛佐之甘者補脾瀉火之盛勢辛佐肺氣邪其邪氣以鹹瀉之者脾宜食之腎者胃之機關鹹柔和之

舊經性以利機關也　其餘濕火燥寒治之皆若此也

凡治諸勝復者以寒治熱以熱治寒以清治溫以溫治清以酸收散收緩以辛散抑散結潤燥以甘緩急以鹹耎堅以苦堅脆以燥除濕瀉盛補衰以平為期必安其氣而病已矣有勝至而未復者上勝下俱病以地名之病上勝其方順地氣而逆天氣下勝上俱病者以天名之病其方同天化而逆地氣為制復氣至則不以天地異名悉如復氣為法然勝復之變雖有常位而氣無必至上三氣天主之勝之常也下三氣地主之復之常也有勝則復無勝則否勝復之至無其常數衰則自止復罷而再勝無復者復氣以衰也復而反自病者謂居其所不勝之位也大復其氣主及勝之故自病也所謂二火在泉居其水位謂司天金居其火位也餘氣則否也然治氣勝者隨微制甚治氣復者和以平調暴者瀉盛補衰其氣自平而以主客之氣勝而無復所謂陰陽自有盛衰則故也主勝為逆客勝為從上下之道也

巳亥上角客勝則耳鳴掉眩甚則欬主勝則胷脇痛舌難以言

子午上徵君臣位客勝則鼽嚏頸項強肩背瞀熱頭痛少氣發耳聾目□□□□□腫血溢瘡瘍欬喘主勝則心熱煩躁甚則脇痛支滿

丑未上宮

客勝則目面胕腫呼吸氣喘主勝則胷腹滿食已而瞀寅申上徵主客
是相火則熱腹內餘外發慓胗丹毒瘡瘍嗌腫喉痺頭痛耳聾嘔逆血溢
手熱瘛瘲胷滿仰息欬而有血卯酉上商金君火之位上火氣上行則清
復內餘欬而衄衂嗌塞心鬲中熱欬而不止自汗者死淺淡紅色血似肉
似肺是白血也辰戌上羽客勝則胷中不利而出清涕感寒而欬主勝則
喉嗌中鳴在泉主客下角客勝則大關節不利所謂腰脊也內為痙強拘
瘛外為不便主勝則筋骨繇併腰腹時痛寅申歲也卯酉下徵火居水位之上
水曰下流故有客勝之相理火同然客勝則腰痛尻股膝髀腨足皆病瞀
熱以酸胕腫不能久立溲便變主勝則厥氣上行心痛發熱鬲中衆痺皆
作發於胠脇魄汗不藏四逆而起辰戌下宮客勝則足痿下重便溲不利
濕客下焦發而為濡洪及為腫隱曲之疾是謂隱蔽委曲之處主勝則寒
道滿食飲不下甚則為疝巳亥下徵客勝則腰腹痛反惡寒甚則下溺白
主勝則熱反上行而客於心心痛發熱鬲中而嘔少陰司候子午下商客
勝則清氣動下少腹堅滿而數便瀉主勝則腰痛腹痛少生寒下為鶩唐
是謂鴨之候也則寒厥於腸上衝　甚則喘不能久立　丑未下羽客主

俱水則寒復內餘病腰尻痛而屈伸不利股脛足膝中痛
凡治主客之勝者舉下抑高補衰瀉盛適氣同異主客氣相得則逆所勝氣以治之氣不相得則順其不勝氣亦治之逆者主治之法也然客者天之六氣行乎主位之上主者地之六氣在于客氣之下客氣動而不息每一歲二氣司天地四氣為左右之間氣隨歲氣之所在居無常位主氣靜而守位永定無移常以木為初氣召火為二氣相火為三氣土為四氣金為五氣水為終氣凡此六氣之中各有主客之勝經　唯言天地主客之勝者以舉水火二位餘皆可知也
故經曰木位之主其瀉以酸其補以辛火位之主其瀉以甘其補以鹹土位之主其寫以苦其補以甘金位之主其瀉以辛其補以酸水位之主其瀉以鹹其補以苦厥陰之客以辛補之以鹹瀉之以甘緩之少陰之客以鹹補之以甘瀉之以酸收之太陰之客以甘補之以苦瀉之以甘緩之少陽之客以鹹補之以甘瀉之以鹹耎之陽明之客以酸補之以辛瀉之以泄之太陽之客以苦補之以鹹瀉之以苦堅之以辛潤之開發腠理致液通氣也適主客之勝而補瀉也所之妙道不可不通矣

四卷終

新雕圖解素問要旨論卷之五

劉　守真　撰　馬　宗素　續編

六步氣候變用第六

其標	厥陰	少陰	太陰	少陽	陽明	太陽
其本	風	熱	濕火	火	燥	寒
其時之常	和平	暄	埃辱	炎暑	清勁	寒雰
其用之常	風府璺啓	火府舒榮	雨府員盈	熱府出行	殺府庚蒼	寒府歸戲
其化之常	生而風搖	榮而形見	化而雲雨	長而蕃鮮	收而霧露	藏而周密
德化之常	風生中肅	熱生終寒	濕生終注雨	火生終辱蒸	涼生終燥	寒生終溫
	毛	羽	保	羽 薄明羽翼蜂蟬之類	介	鱗
布政之常	生	榮	濡	茂	堅	藏
令行之常	撓動迎隨	高明焰曛	沉陰白埃晦暝	光顯彤雲而曛	煙埃霜肅勁切悽鳴	堅芒而立
氣變之常	飄怒大涼	大暄而寒	雷霆注烈	飄風燎霜	散落而溫	寒雪冰雹白埃

六氣六化為病

厥陰所至為病裏急筋緩縮也支痛緛戾脇痛嘔泄吐噦

厥陰者風木之病肝膽之氣二藏所受也木者風化以風為本以厥陰為標也　又陽明厥陰不從標本從乎中氣然陽明本燥標為陽厥陰以風為木標為陰標本不同也乃從其中氣中氣者厥陰之上風氣治之見少陽經曰熱即生風治風者治於風熱又曰風淫於內治以辛涼皆治於中見也

少陰所至為瘍疹身熱惡寒戰慄驚惑悲笑譫妄衄衊血污也

少陰君火熱之化也足少陰手少陰心也少陰君火以熱為本以少陰為標少陰太陽從標從本少陰乃腎經太陽乃膀胱經腎與膀胱為表裏之經也手與手合足與足合以合為中少陰以熱化為本其標陰太陽寒化為本寒其標陽標本不同遂從標從本也

太陰所至為積飲痞膈中滿霍亂吐下體重胕腫肉如泥按之不起

太陰廼濕土化以濕為本足太陰脾太陰與少陽從本然太陰本濕其標陰少陽其本熱其標陽標本皆同遂從本也　太陰與陽明為表裏口與手合足與足金合者為中氣經曰木為主寫以酸補以辛金為主

瀉以辛補以酸

少陽所數至為嚏嘔瘡瘍喉痺嘔涌耳鳴驚躁瞀眛目不□按暴注瞤瘛

暴病暴死

少陽熱化相火之氣也三焦經也少陽太陰從本也少陽之本火其標

少陽太陰之本濕其標陰二藏本末同故從本也　手少陽三焦　手

太陰肺　足少陽膽　足太陰脾皆從本經曰火淫所勝平以鹹冷佐

以苦甘濕淫所勝平以苦熱佐以酸辛

陽明所至為鼽嚏浮虛腫皴揭尻陰膝髀腨䯒足病也　巳上皆燥本病也

陽明燥化又為清化卯酉之氣肺與大腸之病也以燥為本陽明與厥

陰不從標本從乎中氣陽明之上燥氣治之中見太陰厥陰之上風氣

治之中見少陽皆從其中氣之化也　足陽明胃　足厥陰肝　手陽

明火腸　手厥陰心包絡陽明燥為本性寒陽為標厥陰以風為本化

為熱標為陰標本不同反得中氣之化也

太陽所至為屈伸不利腰痛寢汗痙流泄禁固

太陽所至寒水之化腎與膀胱病是以寒為本也其傷者為足太陽膀

胱之受為水之化也皆傳足經不傳手經為從足經受也六日遍足經也叔和云出至風門過太陽七日之内見脫厄六日已為風門戾為太陽七日過也此標本表裏之說者前少陰已說也

凡此諸變皆隨德化政令變用而布之各隨陰陽所在之分而變生其病也故經曰風勝則動熱勝則腫（然熱氣則為丹熛熱勝血則為癰膿熱勝骨肉則為胕腫也）燥勝則乾（燥於外則皮膚皺揭燥於內積血枯乾燥於氣及津液則肉乾而皮著於骨也）寒勝則浮（虛腫也）濕勝則濡泄勝則水閉而胕腫也隨其所在以言其變耳

六氣施用

夫六氣之用各歸不勝而為化矣　太陰雨化施於太陽　太陽寒化施於少陰　少陰熱化施於少陽　少陽火化施於陽明　陽明燥化施於厥陰　厥陰風化施於太陰各命其所在而徵之也

所在傍通

司天之化	風	熱	濕	火	燥	寒
司地之化	酸	苦	甘	苦	辛	鹹
司　之化	蒼	君火不主運	黅	丹	素	元

間氣之化　動　灼君火不名名居氣也柔　明　清　藏

凡此之化司天者在乎上司地者在乎下司運者在乎中間氣者紀其步客行主之上主在客之下五運更始而終朞日度之亦然上盛下衰則天氣下降下盛上衰則地氣上升升極則降降極則升升降不已而變化之為用也變者物之初極者病之始也化者靈布化而物之生也隨其所在陰陽盛衰氣之同異故萬物生化歲有宜否薄厚多少化而不等也然五蟲之類歲有胎孕不育治之不全者隨其司天在泉氣所制之也同天者靜而不育化生者少所謂天自抑之也同地者育而化多司地所勝者耗而不成運乘其勝則甚也地所制者制其形也天所制者制其色也隨勝天之色而制之也故經曰地氣制己勝天氣制勝己天制色地制形此之謂也

夫五蟲者毛羽倮介鱗也以應木火土金水之化也五蟲之長者麟鳳人龜龍也凡諸有形跂行飛走喘息之類各有胎生化生濕生卵生悉宗乎五蟲之類也凡此者生氣根於身中地无根係所謂動物以神為主命曰神機此等之外金玉土石草木之類悉宗氣味色也凡此之類則氣根於

外生源繫地所謂植物以氣為主命曰氣立然神機氣立悉由天真之氣化與變也氣化則物生氣變則物易氣盛則物壯氣弱則物衰氣絶則物死皆隨氣之所在盛衰而為變化之用也故萬物元有生元有成元有死元有盛衰不齊其化者悉由所在之氣使然也歲有氣立生化薄厚少多不同者蓋隨其天地氣之同異而以制之也異者寒與熱殊燥濕小異溫清不同也凡寒熱燥濕溫清之類毒藥皆由五行標盛暴烈之氣所化若異司之氣者不生而化少也五味五色五谷者若司地之氣所勝之類不生化少運乘其勝則甚也同天地之化者厚而化多同天地化多之谷命曰歲谷　木司天地木火同德元相勝尅則氣專正而化淳則不兼化間穀歲穀者蒼丹也　金司天地金火合德化素丹為歲谷兼化黅為間穀以間上下金火之尅伐也　水司天地口土合德化元黅為歲穀上下雖有勝尅寒濕不為大忤則不然兼化素為間穀而間水土之尅伐也然萬物變化皆以氣而為用故經曰出入廢則神機化滅升降息則氣立孤危斯之謂也夫天地之氣神明之用正則化而物生邪則變而病作五星應見萬物皆由人亦從之也

司天之變者

巳亥歲上角風勝則太虛埃昏雲物飛動　民病胃脘當心而痛上肢兩脇膈咽不通飲食不下舌本强食則嘔冷泄腹脹溏泄瘕水閉病本於脾衝陽絶者死

子午歲上徵熱勝則怫熱大至火行其政　民病胷中煩熱嗌乾右胠滿皮膚痛寒熱咳喘唾血血泄鼽衄嚏嘔溺色變甚則瘡瘍胕腫肩背臂臑及缺盆中痛心痛肺䐜腹大滿膨膨而喘咳病本於肺尺澤絶者死

丑未歲上宮濕勝則沉陰且布雨變枯槁　民病胕腫骨痛陰痺（陰痺者按之不得）腰脊頭項痛時眩大便難陰氣不用饑不欲食欬唾則有血心如懸病本于腎太谿絶者死

寅申歲上徵火勝則溫氣流行金政不平　民病頭痛發熱惡寒而瘧熱上皮膚痛色變黃赤傳而為水身面胕腫腹滿仰息泄注赤白瘡瘍欬唾血煩心胷中熱甚則鼽衄病本乎肺天府絶者死

卯酉歲上商燥勝則木乃晚榮草乃晚生筋骨內變　民病左胠脇痛寒清於中感而瘧大涼革候欬腹中鳴注泄鶩溏名木斂生菀于下草焦

上首心脅暴痛不可反側嗌乾面塵腰痛丈夫癩疝婦人少腹痛目眛
背瘡瘍痤癰蟄蟲來見病本於肝太衝絕者死
辰戌歲上羽寒勝則寒氣反至水且氷血變於中發為癰瘍 民病厥心
痛嘔血血泄鼽衄善悲時眩仆運火炎烈雨暴迺雹胷腹滿手熱肘攣
腋腫心澹澹大動胷脅胃脘不安面赤目黃善噫嗌乾甚則色炲渴而
欲飲病本於心神門絕者死

司天之氣補寫用藥

歌曰 土位甘和藥 辛温本治金 木酸涼味好 火苦水鹹分
肝木主酸心火主苦金肺主辛腎水主鹹脾土主甘

補寫歌曰 司天風勝藥涼辛 甘補以辛病自安 火主甘瀉鹹補命
土言苦瀉補甘懽 金辛味瀉酸宜補 水主瀉鹹苦補痊
此是上公醫未病 藥歸五臟體同天

假令東方肝病以酸瀉之以西方辛補之西方金病以辛瀉之以酸補
之南方火病以甘瀉之以北方鹹補之北方腎病以本位鹹瀉之以南
□□□□之中央土病以苦瀉之以本位甘補之

司天之氣

風淫所勝　平以辛涼　佐以苦甘　以甘緩之　以酸瀉之

東方本性酸以西方辛味補之辛涼者風以熱為中見之藏也兼風木春和之氣以涼為用佐以苦甘苦者補腎瀉脾又恐春木旺以甘補土氣甘能緩之以酸瀉之者肝木得辛補兼木旺生風恐傷脾土是以甘佐甘緩之酸瀉肝之旺氣也

熱淫所勝　平以鹹寒　佐以苦甘　以酸收之

少陰君火之熱乃君天有德之火平以鹹寒者鹹瀉腎水寒平火熱佐以苦甘苦甘者甘瀉心火補脾土以佐之經曰心苦甘緩急食酸以收之也

濕淫所勝　平以苦熱　佐以酸辛　以苦燥之　以淡泄之

太陰脾土之濕化也平以苦熱者經曰脾苦濕急食苦以燥之濕淫者温氣溢於内皆為腫滿除其腫滿者以在上者以苦吐之在下者以苦泄之苦熱者或出汗也

佐以酸辛者以酸收之以辛潤之為苦燥急以酸收斂濕氣腫滿辛潤

燥以淡泄之辛潤之味通利小便滲泄利水道也治濕之病不利小便非其治法也

濕上甚而熱　治以苦溫　佐以甘辛　以汗為故而止

身半以上濕氣有餘火氣復鬱鬱濕相薄則以苦溫甘辛之藥解表發汗而祛之除其病

火淫所勝　平以鹹寒　佐以苦甘　以酸收之　以苦發之　以酸復之　熱淫同法

前君火之熱化皆同更不復解

燥淫所勝　平以苦濕　佐以酸辛　以苦下之

燥者西方肺金之化也苦濕者詳經之說苦溫也肺苦氣上逆急食苦泄之苦者補腎水瀉脾土廼瀉母補子佐以酸辛者以酸收辛潤之辛寫酸補正補瀉其肺平以為期以苦下之者故以苦溫滲泄之也

寒淫所勝　平以辛熱　佐以甘苦　以酸瀉之

太陽寒水腎病之主也平以辛熱者腎宜食辛腎苦燥而食宜辛以潤口口潤其燥辛熱熱者冬寒為用以宜服熱恐辛熱過極木氣有餘遂

以甘苦佐之以甘緩其中苦微燥之苦補其腎也以平為期

邪反勝天者

清反勝温　治以酸温　佐以甘苦

謂厥陰在泉風司於地清反勝之治以酸温以酸瀉其厥陰水佐以甘苦者以肝宜食甘緩之肺宜食苦燥之以甘苦和之以平為期也

寒反勝熱　治以甘温　佐以苦辛　以鹹平之

少陰在泉熱司於地謂為卯酉金司天火司地也以此地邪勝也治以同前說

熱反勝濕　治以苦冷　佐以鹹甘　以苦平之

太陰在泉濕司於地辰戌之歲也水司天丑未土司地土濕勝反熱於天治以苦冷瀉脾土之氣佐以鹹甘鹹瀉水氣以甘緩之以苦平之者苦瀉土而補腎水

寒反勝熱　治以甘熱　佐以苦辛　以鹹平之

寅申之歲火司於地寒反勝熱也治以甘熱甘熱者緩其寒甘補其脾土也佐以苦辛者苦燥辛潤和其腎水以鹹平之鹹瀉心火補腎以平

為期

熱反勝燥　治以辛寒　佐以苦甘　以酸平之　以和為利

子午之歲燥司於地性惡熱而偎寒治以辛寒者寒和其熱燥以潤之辛潤之也恐辛寒過極傷肺經遂乃佐以苦甘者也苦以燥甘以緩以酸收之以和為平

熱反勝寒　治以鹹冷　佐以甘辛　以苦平之

丑未之歲太陽司地乃辰戌寒司地也熱反勝之治以鹹冷者鹹寫腎水補心火也佐以甘辛者辛散甘緩辛鹹二味恐傷其腎水肺金復以苦燥堅之以和為期

司地變者

寅申歲下角風勝則地氣不明平野昧草廼早秀　民病洒洒振寒善伸數欠心痛支滿兩脇裏急飲食不下鬲咽不通食則嘔腹脹善噫得後與氣則訣然如衰身體皆重

卯酉歲下徵熱勝則焰浮川澤陰處反明　民病腹中腸鳴氣上衝胷喘不能久立寒熱皮膚痛目瞑齒痛䪼腫惡寒發熱如瘧少腹大墊不口

藏也

辰戌歲下宮温勝則埃昏巖谷黃反見黑至陰之交　民病飲積心痛耳聾渾渾焞焞嗌乾腫喉痺陰病血見少腹痛腫不得小便病衝頭痛目似脫項似拔腰似折髀不可以面膕如結腨如列

巳亥歲下徵火勝則焰浮郊野寒熱更至　民病注泄赤白少腹痛溺亦甚則便血少陰同候

子午歲下商燥勝則霿霧清瞑　民病喜嘔嘔有苦善太息心脅痛不能反側甚則嗌乾面塵身無膏澤足外反熱

丑未歲下羽寒勝則凝肅慘慄　民病少腹控睪引腰脊上衝心痛血見嗌痛頷腫

諸氣在泉

風淫於內　治以辛涼　佐以苦甘　以甘緩之　以辛散之

熱淫於內　治以鹹寒　佐以甘苦　以酸收之　以苦發之

濕淫於內　治以苦熱　佐以酸淡　以苦燥之　以淡泄之

火淫於內　治以鹹冷　佐以苦辛　以酸收之　以苦發之

燥淫於内　治以苦温　佐以甘辛　以酸收之　以辛潤之

寒淫於内　治以甘熱　佐以苦辛　以鹹瀉之　以苦堅之

邪反勝地者

清反勝風　治以酸温　佐之以甘　以辛平之

寒反勝熱　治以甘熱　佐以苦辛　以鹹平之

熱反勝濕　治以苦冷　佐以鹹甘　以苦平之

熱反勝燥　治以辛寒　佐以苦甘　以酸平之

凡此淫邪在内也者淫者溢也子母相生皆為淫溢也　勝者得地而太過别刑尅也　假令心火太旺更治肝氣所生乃子母相生皆為淫溢之病治也　别無刑尅相生獨昧者為勝之治也淫反勝復者補瀉皆取前五運六氣歌治法用之

腎為胃關脾與胃令軟假鹹柔耎而以利其關也胃氣乃行脾氣方化故宜味與衆藏不同也

五藏補寫

肝木（酸瀉 辛補）　心火（甘瀉 鹹補）　脾土（苦瀉 甘補）　肺金（辛瀉 酸補）　腎水（鹹瀉 苦補）

五藏互換苦急

肝苦急急食甘以緩之　心苦緩急食酸以收之　脾苦濕急食苦以燥之　肺苦氣上逆急食苦以泄之　腎苦燥急食辛以潤之

五藏所宜

肝宜食甘　心宜食酸　肺宜食苦　脾宜食鹹　腎宜食辛

凡天地淫勝不必皆然隨氣盛衰變生其病盛則勝淫已勝氣則衰則已所不勝邪反勝邪無有盛衰以平為期病無由起推其至理命其所在而可徵矣

凡天之六氣所至則人脉亦應之而至也氣至而脉應者是謂平和之脉故曰天和六脉也

歲厥陰所至其脉弦耎虛而滑端直以長是謂弦風之性也木之象也十而強則病不實而微亦病不端直長亦病不當其位亦病不能強亦病

歲少陰所至其脉鈎來盛去衰如偃帶鈎是謂鈎暑氣之性火之象也來不盛去反盛則病來盛去盛亦病不偃帶鈎亦病不當其位亦病不能鈎亦病　歲太陰所至其脉大而長往來遠是謂長濕之性也土之象也太

甚則病長甚則病不大不長亦病不當其位亦病位不能大長亦病也經言此脉在太陽所至之下其氣亦安令易於此爾歲少陽所至其脉大而浮浮高也大謂稍大於諸位脉也熱之性也火之象也大浮甚則病浮而不大亦病大而不浮亦病不當其位亦病位不能浮大亦病　歲陽明所至其脉短而濇往來不利是謂濇往來不遠是謂短燥之性也短甚則病濇甚則病不短不濇亦病不當其位亦病不能短濇亦病　歲太陽所至其脉沉沉下也按之乃得下於諸位脉寒之性也水之象也沉甚則病不沉亦病不當其位亦病位不能沉亦病

凡此天和六脉所至之狀咸有歸旨天之道也然厥陰風主肝故其脉弦少陰暑火主心故其脉鉤太陰濕土主脾故脉大而長少陽相火主手心故其脉大而浮陽明燥金主肺故其脉短而濇太陽寒水主腎故其脉沉經云太陰所至其脉沉太陽所至其脉大而長者誤也非謂古聖之誤乃傳寫者互書之過也乃校證補注亦不明斯之道矣不詳土火而長遠水性下流其義昭矣或曰太陽王五月六月其脉洪大而長以謂此太陽之口口此也此乃地之六脉也是以歲中六位脉氣盛衰而言太少以為三

陰三陽非謂天和六脉應標本之陰陽也
察陽所在而調之以平為期正者正治反者反治陰病陽不病陽病陰不
病是為正病則正治之謂也以寒治熱以熱治寒陽位已見陽脉陽位又
見陰脉是謂反病則反治之謂爾以寒治寒以熱治熱故曰反者反治論
言人迎與寸口相應若引繩小大齊等命曰平脉者寸口主中人迎主外
兩者相應俱往俱來若引繩小大齊平如挽繩平齊曰平脉夏則人迎微
大秋冬寸口微大名曰平脉

司天不應脉

北政　少陰在泉則寸口不應（卯酉二年兩手寸口不應）厥陰在泉則右寸不應（寅申二年）
（君火在右）太陰在泉左寸不應（君火在左）少陰在泉者（丙子庚戌壬子午年）兩手寸口不應
司天者尺不應（厥陰司天右尺不應　太陰司天左尺不應）

南政　少陰司天（甲子甲午年）則寸口不應（土南行令君火在上兩手寸口不應）厥陰司天（己巳己亥）則
右寸口不應　太陰司天（己未己丑丑未三年）則左寸不應（君火在左）在泉者尺不應也
（少陰在泉二尺不應　太陰在泉在尺不應）（厥陰在泉右尺不應　皆君火在近位不應也）諸不應者反診則見矣不
應為脉沉下者仰手而沉覆手則沉為浮也細為大也（反診者飜手合手　診之大為小小為大）

北政在泉之圖

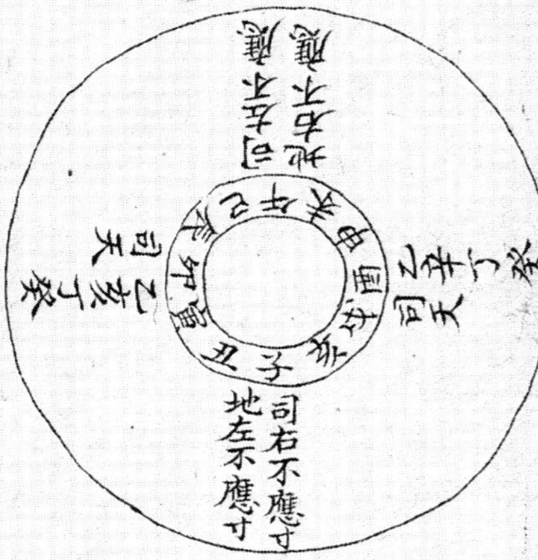

北政太陰在泉之圖

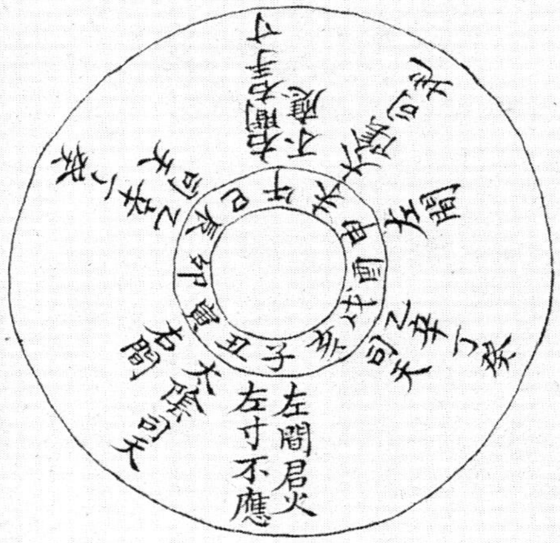

北政厥陰在泉之圖

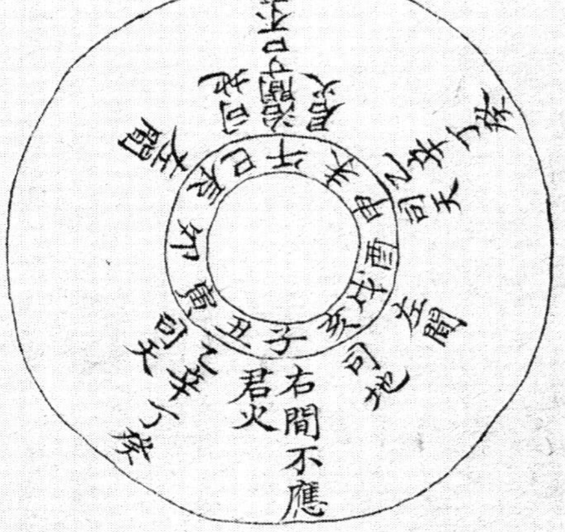

北政司天之圖

三陰司天尺脉不應

厥陰司天左尺不應

太陰司天右尺不應

南政司天之圖

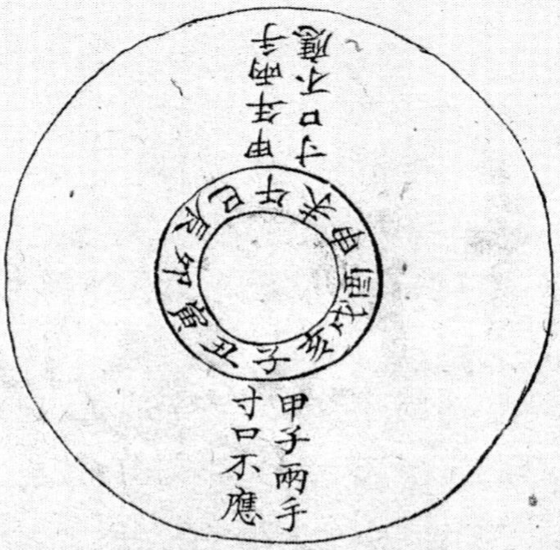

南政太陰司天之圖

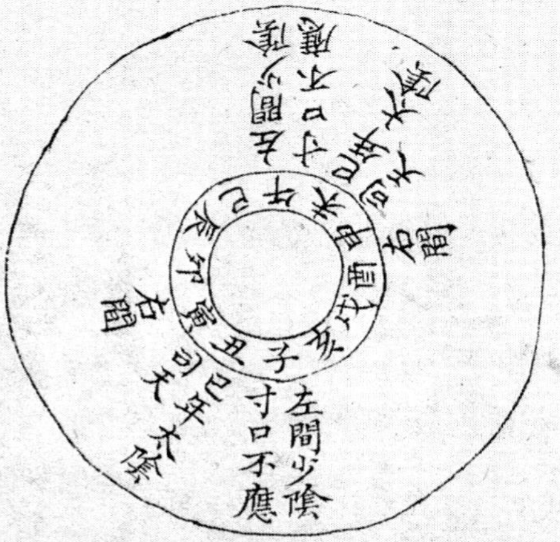

南政厥陰司天之圖

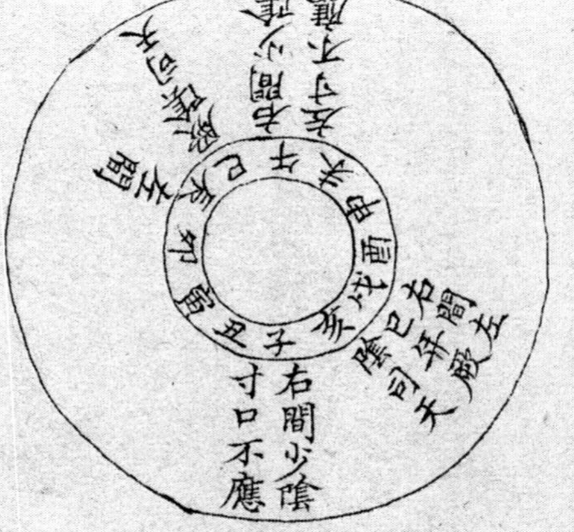

南政三陰在泉之圖

少陰在泉左右尺脉不應

厥陰在泉右尺不應

太陰在泉左尺不應

經曰天地之氣勝復之作不形於證候診脉法曰天地之變無以脉診此之謂也右曰隨其氣所在期於左右從其氣則和逢其氣則病迭移其位者病失守其位者危寸尺交反者死陰陽交者死大陰陽交者謂歲當陽在左而反於右謂歲當陰在右而交於左右交者死若左右獨然非交是謂不應惟寅申巳亥辰戌丑未八年有應也　謂寸尺反者死謂歲當在寸而反見於尺謂歲當陽在尺而反見於寸若寸尺反者死若寸尺獨然非反見謂不應惟子午卯酉四年應之今依素問正經直言圖局又言脉法先立其年以知其氣左右應見然後乃言死生也

凡三陰司天在泉上下南北二政或左或右兩手寸尺不相應皆為脉沉下者仰手而沉覆手則沉為浮細為大也

女人反此背看之者女人者陰也男者陽也陽者南政司天天面南向女者陰也北政司天天面北也陽南正者覆而下北陰者仰而上南正者東為左北正者東為右此者女人反此也

仰手覆手診脉圖

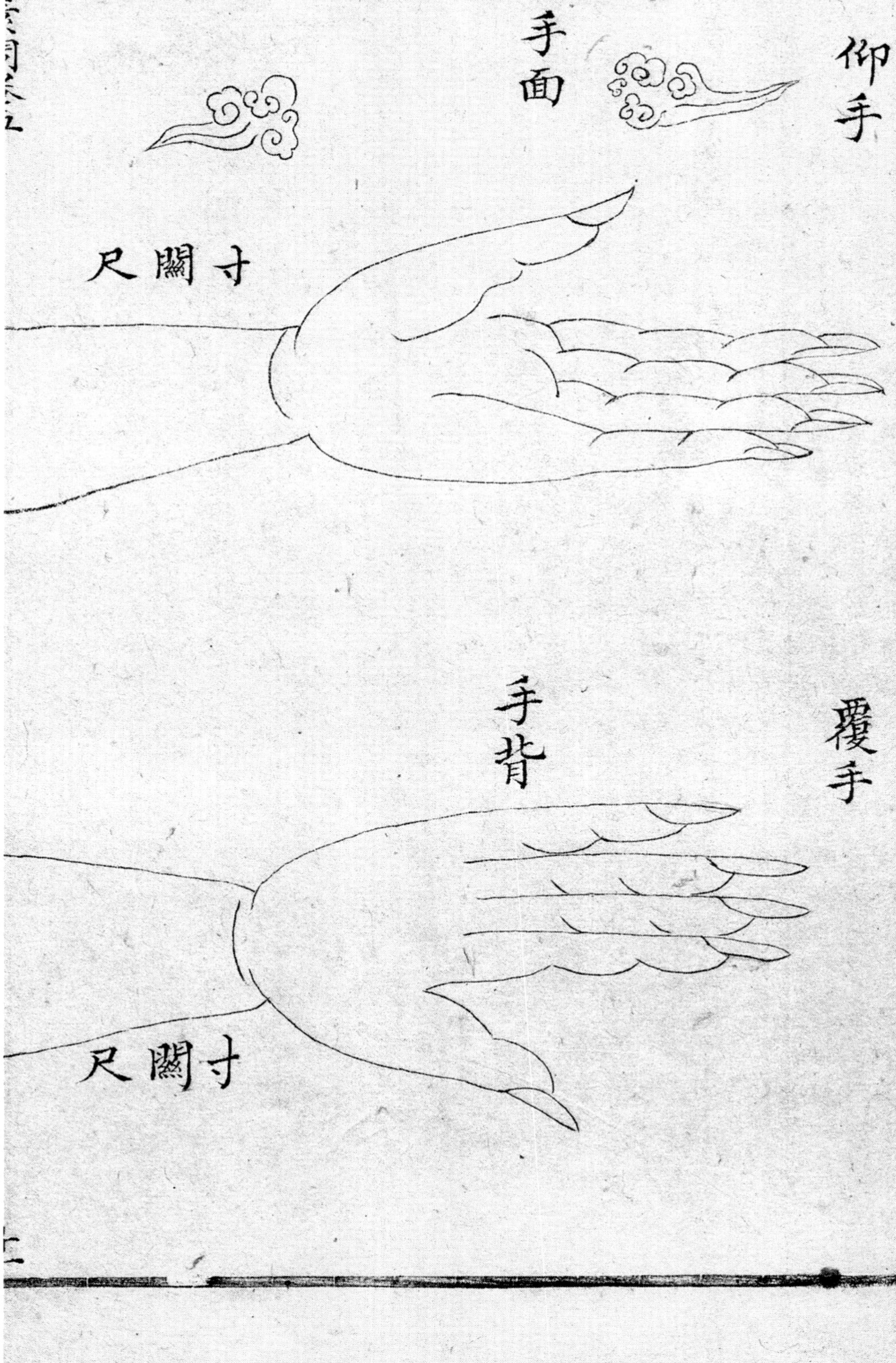
仰手
手面
寸關尺
覆手
手背
寸關尺

○六氣脉出現圖

夫在手左為陽陽氣始於子右手為陰陰氣始於午子午故左尺屬水以應六之氣分是太陽寒水之位故腎與膀胱脉之出見也次木生君火左手以應之氣分少陰暑火之位故心與小腸脉見也然君火在上相火在下應於右以應三之氣分少陽熱火之位故命門與三焦脉見也次生土於右關以應四氣之分太陰濕土之位故脾與胃脉見之次土生金於右寸以應五之氣分陽明燥金之位故脉與大腸脉出現次金生水於左尺周而復始也

凡此六氣六位之脉浮者為陽而應其府沉者為陰而應藏不沉不浮中而和緩者胃脉也然胃土者為萬物之母也故四時皆以胃氣為本

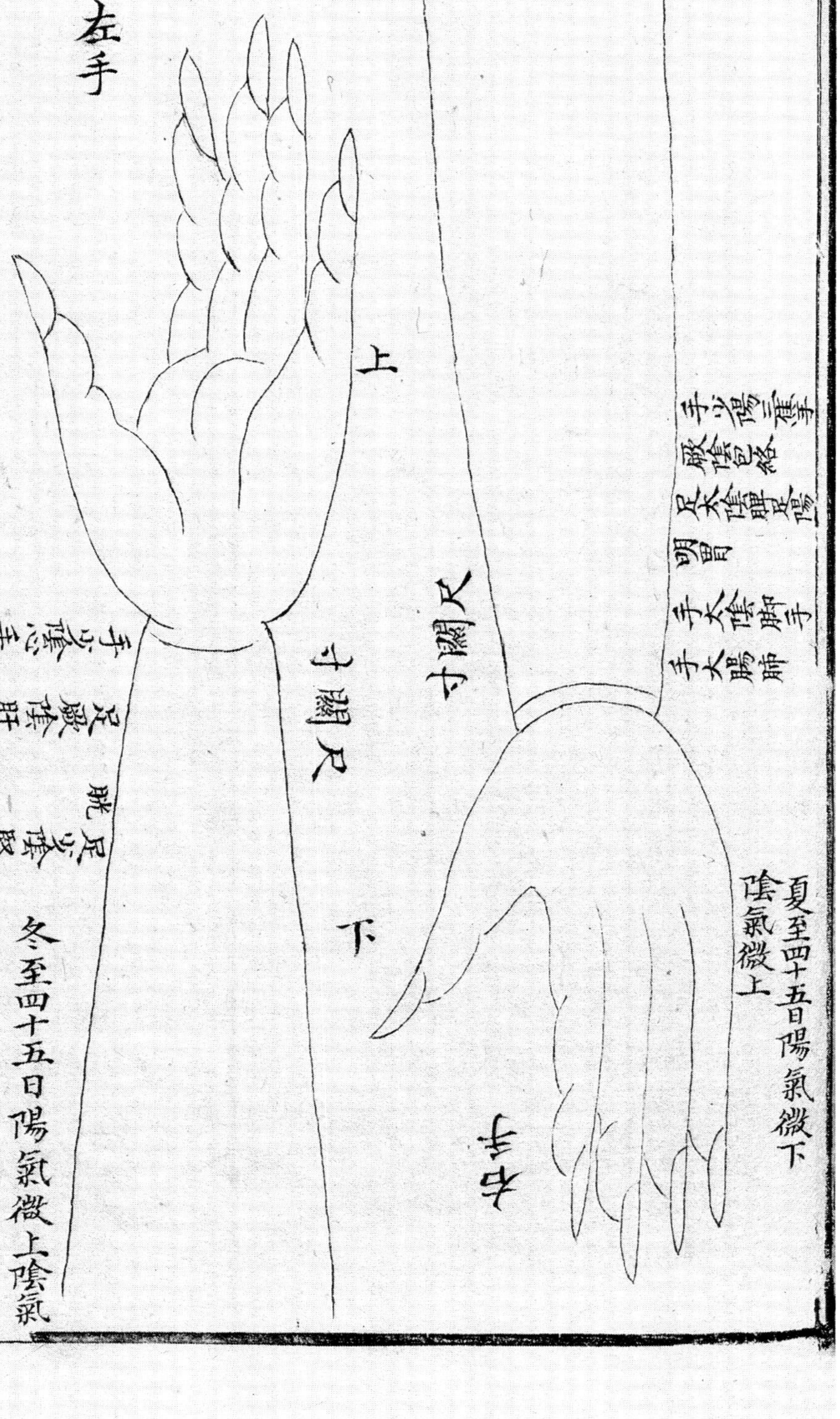

夏至四十五日陽氣微下
陰氣微上

冬至四十五日陽氣微上陰氣
微下每夜子中神龜吐氣生於
丹元腎宮也

夫天地者萬物之上下也左右者陰陽之道路也水火者陰陽之徵兆也金木者生成之終始也所以知天地陰陽應天之氣動而不息故五歲右遷應地之氣靜而守位故六朞而還會天有六氣地有五位天以六氣臨地之以五位承天蓋以天氣不加君火故也以六加五則五氣而餘一氣故遷一位若以五承六歲乃備盡天元之氣六年一還會所為周而復也右地氣左行往而不返天氣東轉常自大運數五歲已其次氣正當君火之上法不加臨則右遷君火上氣以臨相火之上故曰五歲而右遷也由斯動靜上下相臨而天地萬物之情變化之機也

故冬至之後得甲子少陽王其脉乍大乍小乍短乍長者期無常准約其大綱則當一周甲子分為二分則各得三十日也加在冬至之後正謂大寒中氣日也是始交入初之氣分至春分之前風木之位也陽氣以王而天用事其氣尚少故曰少陽也物之始萌而作生大小長短不等是其脉之象風令為用以應肝木之脉也若得甲子已來天氣溫和是應至而至也已得甲子天氣大寒者是至而不至也未得甲子天氣溫和是未得至而至應至而天氣大暄是至而大過應至而氣反大寒者是至不及也人

脉亦應之非應者病也復得甲子陽明王其脉浮大而短者是春分至小滿前二之氣分君火之位也其氣非太非少故曰陽明物之番鮮矣雖王而尚未高茂是其脉之象也暑令為用以應心火之脉也或曰辰為三月主左足之陽明巳為四月主右足之陽明以謂陽明之義者非也此是分寒暑幽明之義也故戌為九月主右足之厥陰亥為十月主左足之厥陰然東南方陽也兩陽合明故曰陽明西北方陰也兩陰交盡故曰厥陰西南方是熱極之分也東北方是寒極之分也故曰寒熱溫凉皆盛於四維也蓋五行不及則其數生是謂不兼土之數也太過則其數成是兼其土之數也所謂土為五運之君主是萬物之母物得之則王失之則衰也土氣兼並寄王於四季之後故寒熱溫凉之盛也故經曰幽顯既位寒暑施張厥陰之謂幽陽明之謂顯此之謂也非謂脉之義也亦猶水之本寒標為太陽月是水之精名曰太陰火之本熱標為少陰日是火之精名曰太陽又靈樞經曰心為手太陽肺為手少陰腎為足太陰脾為足厥陰又經曰寅亦為太陽此等之類而義甚多元相不同者非有誤也蓋各隨其用而言之文言雖同而用之各異不可不通矣復得甲子太陽王其脉洪大

而長者所謂小滿至大暑之前三之氣分相火之位也其氣甚盛太陽物之洪盛高茂是其脉之象也火令為用以應心包絡相火之脉也復得甲子太陰王其脉緊大而長者所謂大暑至秋分之前四之氣分濕土之位也陰氣已王而地主之當陰之分不可言其陽其氣尚盛而不可言其少故曰太陰物之至矣已長盛而化速是其脉之象也濕令為用以應脾土之脉也復得甲子少陰王其脉緊細而微者所謂秋分至小雪之前五之氣分燥金之位其氣收斂而漸少故曰少陰物之凋隕穹燥緊勁細微是脉之象也燥令為用以應金肺之脉也復得甲子厥陰王其脉沉短而敦者所謂小雪至大寒之前終之氣分寒水之位也其氣已衰將盡而交也故曰厥陰物之收藏在内而堅守不伸是其脉之象也寒令為用以應腎水之脉也然此之六脉是謂歲中六步主位之脉也此三陰二陽者隨其脉氣盛衰天地陰陽之分言其太少以為三陰三陽非為六氣標本之陰陽也天和六脉是隨六步客氣所至而應見之脉所謂氣有主客脉亦有主客也主客氣同則人脉亦同是俱本位也則如歲少陽相火司天是居□相火之位也少陽之客其脉大而浮相火之主其脉洪大而長是大同

而小異所謂之氣守位不移客氣居無常位天地同異則故脉大同而有異也　假令歲少陽司地是火居水位也少陽之客其脉大而浮水位之主其脉沉短以敦所謂主客不同故人脉異之也此乃古聖之奧旨使天下莫能釋矣然應主脉反不應客脉者而為病也若應客脉則反不應主脉而為病也此之二脉元相為反者適氣盛衰而可明也水位之主氣盛則天氣大寒脉當沉短以敦反此者病也少陽之客氣盛則天氣大暄脉當稍大而浮所謂火居水位其用不痊則故也反此之脉者病也若主客氣平冬无盛衰則天氣不寒而微温而脉各减其半微沉微浮大不能大短不能短中而以和反此者病也餘皆倣此推而可知也大凡脉候愼明天地主客之脉不可以執其天脉而去其地脉亦不可持其地脉而去其天脉天地相參審其同異察其盛衰適氣之用可以切脉之盈虚斷病之禍福矣

天之六脉應氣而至不强不弱不盛不衰則和平之脉也弦似張弓弦滑如連珠沉而附骨浮高於皮濇而止住短如麻黍大如冐簪長為引繩皆謂至而太甚則為病也應弦反濇應大反細應微反大應沉反浮應浮反

沉應短濇反長滑應耎虛而反強實皆謂至而反也異常之候則為病也
凡此諸脉悉當審其主客氣之同異適其盛衰而言其病也氣位已得而
脉氣不應是至而不至則病氣位未至而脉氣先變及與歲政南北改易
而應者是未至而至則病也不應天常陰位反見陽脉陽位反見陰脉是
陰陽交易病而危也陰陽之位者視其歲政南北而可知也
上角則左尺不應上宮則右尺不應少陰在泉兩寸不應下角則右寸不
應下宮則左寸不應所謂脉沉於指下不應引繩大小齊等故云不應也
不應而沉者陰故曰陰位也應而浮者陽也故曰陽位也凡不應者於指
下反其平常之診也故經曰諸不應者反其診則見矣此之謂也欲知歲
政之南北者審君臣之運而可知也然五運以土運為君主面南而為
故曰南政餘四運為臣主面北而侍君故曰北政也陰陽之脉位者亦謂
君臣之道也然六氣以少陰火為君主餘皆為臣治內而降其命臣奉命
而治其外外者陽也故其脉浮內者陰也故其脉沉假令南政之歲是面
南之也遇少陰司天所謂天位在南故兩寸不應而脉沉也遇厥陰司
天則少陰在右故曰上角則右寸不應遇太陰司天則少陰在右故曰

宮則右寸不應遇少陰在泉亦名司地位在北故兩尺不應也左右同法餘皆倣此皆隨君火所在乃脉沉不應也斯其妙道至真之要昭然可徵而誠非謬矣故經曰知其要者一言而終不知其要者流散無窮此之謂也當陰之位而脉沉當陽之位而脉浮者平和之脉也陰位反見陽脉陽位反見陰脉者遇君火司天地四歲有之是謂反反者殆而死若陰位獨見陽脉或陽位獨見陰脉者是謂不應氣非反也反者謂尺寸也遇木或土司天地之八歲有之不名反而謂之交陰陽俱交是謂二次者殆而死或陰獨然或陽獨然是謂不應氣非交也交之謂左右也不應氣者病也陽位反見陰脉者是謂君居臣位雖失其常不為大忤則病而微陰位反見陽脉者是謂臣居君位為大逆則病而甚交反者殆而死所謂君反居其臣位臣反居其君位君臣易位大反其常逆天之道豈不殆而澌乎

夫脉者血之府也心之所養其應於火氣動躁故能動也血氣流通神之用故可以候其脉而知其病否然四時之脉春弦夏數秋濇冬沉者乃平和之脉也若不應者亦不得便言其病蓋人脉候悉應於天地氣也四其之脉蓋由寒熱溫涼氣候使然也氣溫則脉弦氣熱則脉數氣涼則脉濇

氣寒則脉沉脉與天氣中外相應則為平和不相應則病也中外相應而亦病者是脉應之甚也　假令天氣炎熱其脉當數雖而一息不過於五至也所謂炎熱則呼吸急速脉亦應故曰曰數也命其息而可知矣一息六至或七至者病所謂有熱也在裏則脉沉數當以下之在表則脉浮致當以汗之此為治之大體也反其治者死矣一息八至已上者死所謂數之過極也餘皆倣此推而可知也或曰春得秋脉秋得夏脉夏脉冬脉冬得長夏脉長夏得春脉是四時官鬼相刑之脉其病當死者慎不可便言也然春脉當弦秋脉當濇若歲陽明金居初之氣為客客氣盛則其氣大涼其脉短而濇雖是春得秋脉金當尅木是鬼賊之脉又有何咎所謂脉應天時而至雖反時位不反天常亦為平和之脉也或曰肝病得肺脉肺病得心脉心病得腎脉腎病得脾脉脾病得肝脉此是鬼賊之脉其病必死者亦不可便言其死也假令春有脾病或遇厥陰所至其病欲愈脉本位而見肝脉是謂平和之候也若便言死豈非粗工之謬也若春氣溫和而肝有病反見秋脉者此是鬼賊之脉也其病殆而殂也餘倣此又孟春脉沉而不弦孟夏脉弦而不數孟秋脉數而不濇孟冬脉濇而不沉者雖

不應時而亦非病也蓋四時之氣皆始於仲月而盛於季月差在一月之後人脉亦從之故經曰命其差此之謂也大凡切脉心明三部九候可以候其脉蓋各人瘦肥長短不等故謹察之也三指之下各得同身寸之一寸率而成三以應三才之道也或曰三部之脉非應三寸者同身寸以驗之而可知也取寸之法以從男左女右以中指與大指相接如環度中指上側兩横文之際乃為一寸也或言此非一寸者是未知其道經言天地之至數始於一終於九一天二地三人因而三之次三三成九也然九而因之則為八寸一也故冬至之後陽生則數九終於八十一也故素問及道德經皆八十一篇越人八十一難皆合九九之數乃自然之道也人亦應之故人足至頂長八尺一寸又手掌謂之咫尺長八寸一分以應九九之數將此度之而可徵也又關前為陽將寸量至尺澤一尺故曰尺也尺寸之間陰陽之格故曰關也以寸脉應天尺脉應地關脉應人以為三部也下各有浮沉中而又應三寸故有三部九候也以應其身則上部天主頭角地主唇口人主耳目中部天主肺地主胸中人主心下部天主肝地主腎人主脾凡此三部九候及十二經皆有動脉獨取氣口是謂手太陰

肺之經脉之大會也凡人食氣入胃穀氣歸心淫溢於精微入於脉也脉氣流經經氣歸於肺肺朝百脉蓋肺為華蓋位復居高治節由之故受百脉朝會也皆始自寅初起於中焦下絡大腸還循胃口上隔屬肺從肺系橫出腋下循臑內側至氣口以成寸關尺之三部應期而脉之見也故經曰診法常以平旦陰氣未動陽氣未散飲食未進經脉未盛絡脉調勻氣血未亂故乃可診有過也欲將持脉審其榮辱勇怯性之緩急察色聽聲恂其憎欲窮其所夢工無所惑方可切其脉也凡診之手以從男左女右先以中指按高骨為關適其遠近而次按其寸尺診其脉則目無邪授耳無亂聞口無亂言意無妄想恂明部候謹察陰陽視歲政南北之而君臣位適主客同異而氣之盛衰追乎衆法而應于心手中外俱明得其標本可以言病患之由斷病吉凶之皆處謂治之方愈疾人之苦矣

新雕圖解素問要旨論卷第五

新刊圖解素問要旨論卷第六

劉守真　撰　馬宗素　重編

通明形氣篇第七

夫人之始者稟天地之陰陽假父母之精血交感凝結以為胞胎矣若先生右腎則為男以外精内血陰為裏也先生左腎則為女以外血内精陽為裏也其次腎生脾脾生肝肝生肺肺生心然藏為陰故始於腎水而終於心火以生其勝已也其次自心生小腸小腸生大腸大腸生膽膽生胃胃生膀胱然府為陽故始於小腸火而終於膀胱水也以生其已勝矣藏府已足自膀胱生三元三元生三焦三焦生八脉八脉生十二經十二經生十二絡十二絡生一百八十係絡一百八十係絡生一百八十纏絡一百八十纏絡生三萬六千係絡三萬六千係絡生三百六十五骨三百六十五骨生五百筋脉五百筋脉生六百五十五大穴六百五十五穴生八八萬四千毛竅胎完氣足靈光入體則與母分解而生為人也然當十月滿足而生者期之常也或不然者蓋由靈光早晚之屆也自生之氣隨其

變蒸而生其神智爪髮滿也然神者氣之餘也智者意之餘也爪者筋之餘也髮者血之餘也齒者骨之餘也皆發於生育之後故言餘也逮夫從道受生謂之性所以任物謂之心心有所憶謂之意意有所思謂之志事無不周謂之智智周萬物謂之慮動以營身謂之魂靜以鎮身謂之魄思不得謂之神莫然變化謂之靈流行骨肉謂之血保形養氣謂之精氣清而快謂之榮氣濁而遲謂之衛衆像備見謂之形塊然有閡謂之質形貌可測謂之體小大有分謂之軀總括百骸謂之身然骸者處形名之也其首者腦户後項大筋宛宛中為風府項兩傍為頸頸上為腦腦上為巔巔前為頂顖頂顖前顱顱前為髮際髮際前為額顱額顱兩傍為額角額角兩傍耳上髮際陷中為曲隅前為肩骨肩骨間為顏顏下為鼻鼻山根為頞頞兩傍為目目内連深處為係目内眥為睛明黑為瞳子目外眥為銳眥銳眥外為耳耳本脉中為雞足青耳下曲頰端陷中為頰車耳前鬢脚為兊髮耳前上廉起骨開口有空處為客主人一名上關耳前目下為䪼䪼下為腮腮下為頷頷中為頤一名地閣頤下為漸一名下頤地閣上陷中為承漿承漿上為口口内前小者為齒兩傍大者為牙牙齒根肉為齗

牙齒間為舌舌根為舌本舌本上相對為懸癰口兩傍為俠口俠口內為
脣脣上為人中人中上兩傍為鼻孔

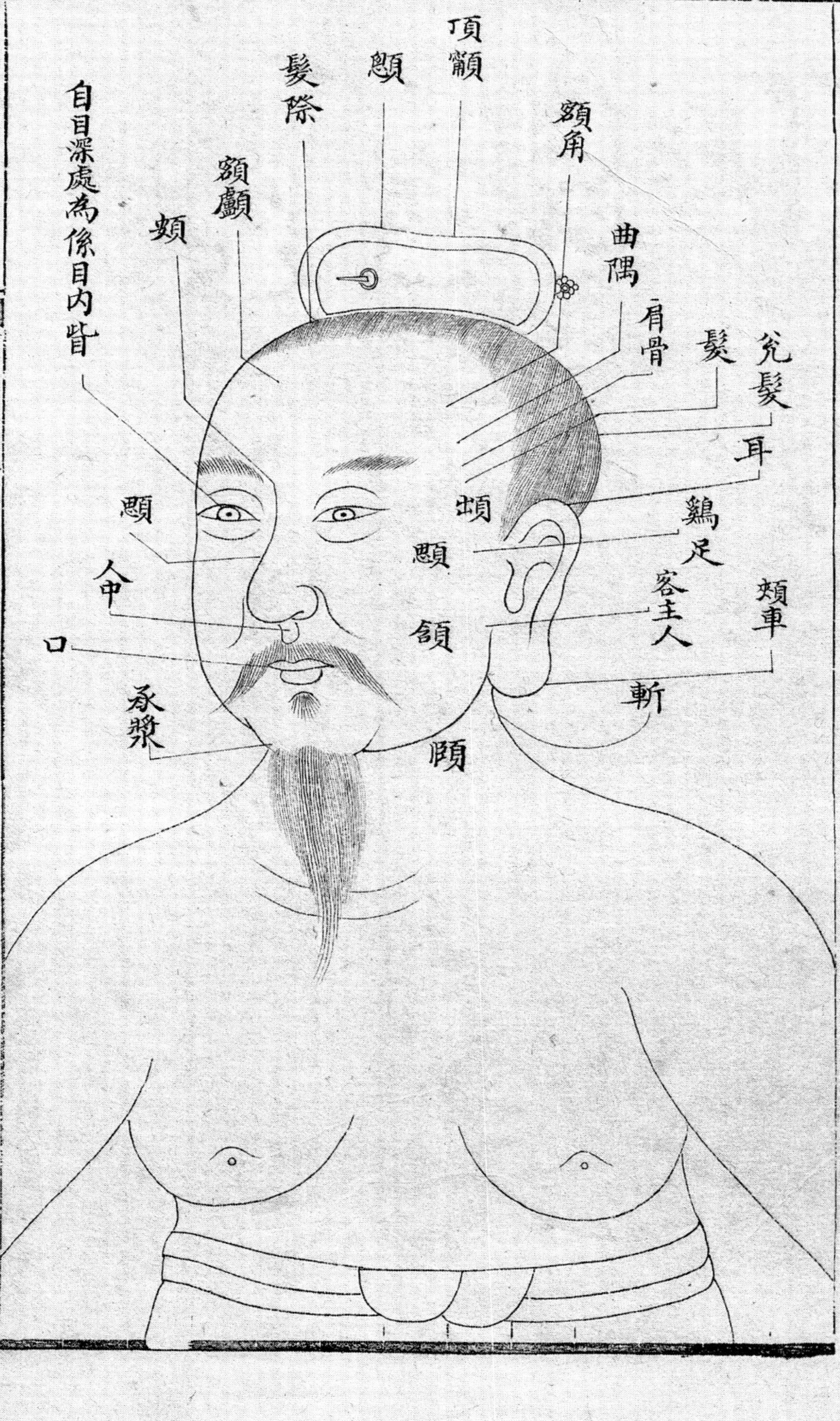

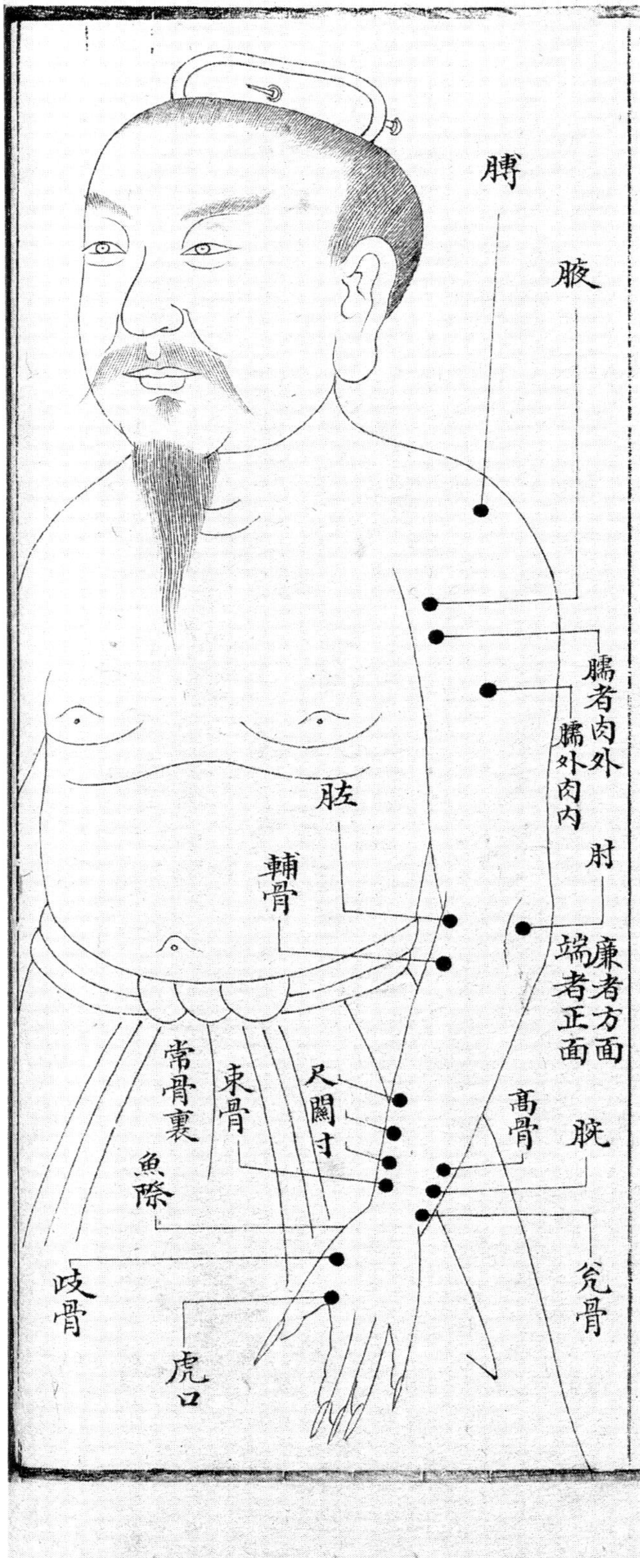

其手臂者肩前後之下為膊膊下對腋為臑臑有內外各有前廉後廉臑盡處為肘一名腰腰下為肱一名為臂臂有上骨下骨臂上骨為輔骨臂有上廉下廉臂分內外亦有前廉後廉臂骨盡處為腕腕下踝為兊骨上踝為高骨高骨傍動脉為關關後為尺關前為寸口寸口骨為束骨束骨前掌骨後肥肉際為魚際魚際外為兩筋兩筋前為兩骨一名歧骨歧骨前為虎口

其脇肋者脇上際為腋脇骨為肋腋下三寸從脇至胠八肋骨間為季脇季脇下空軟處為眇眇外為胳其胷腹者前陰後後陰前屏翳兩筋間為纂內深處為下極下極之前男為陰延女為竅漏陰延下為陰器陰器上為聚陰聚陰上為毛際毛際兩傍動脈中為氣衝一名氣街氣街上為少腹少腹內為中極中極上為關元關元上為臍臍上至鳩尾為腹鳩尾骨為蔽骨一名臆臆上為胷胷中兩乳間為膻中一名元兒胷兩傍高處為膺膺上橫骨為巨骨巨骨上為缺盆缺盆骨為髑骬一名脊肻中會處頏下連舌本起者為結喉結喉兩傍各一寸五分在頸大脈應手以候五藏氣處為人迎一名五會五會上曲頷前一寸三分陷中動脈處為大迎大迎內喉嚨喉嚨上為頏顙頏顙內為咽門

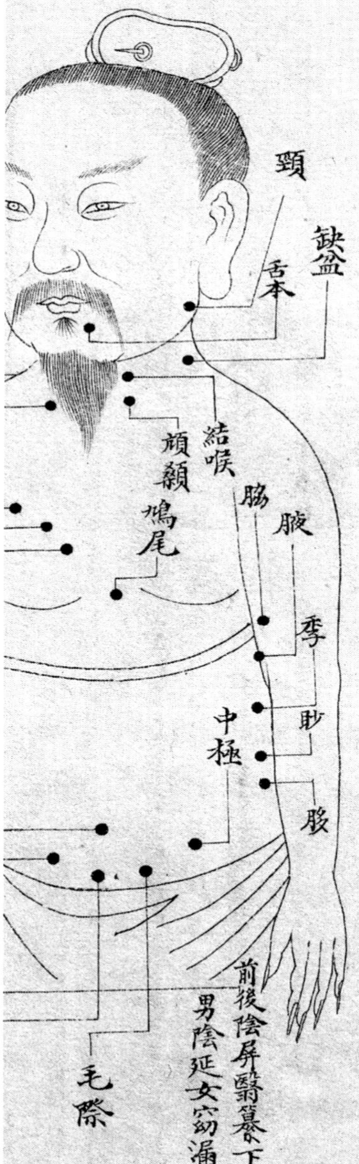

其腰脊者脊骨節為顀顀骨下盡處為焦尾焦尾銳為尾骨一名骶骨骶骨兩傍為扁骨扁骨之內男曰十二髎女曰八髎盡分合處為尻尻上橫者為腰監骨監骨上為腰骨一名䯠䯠上為骬骬上俠脊內為脊骨凡二十一節通項骨三節則二十四節脊內為胂胂兩傍為膂膂內為胛一名脢脢上兩角為肩解肩解下成片者為肩胛一名髆肩端兩骨間為髃骨肩胛上際會處為三柱三柱之上兩傍之前為骰

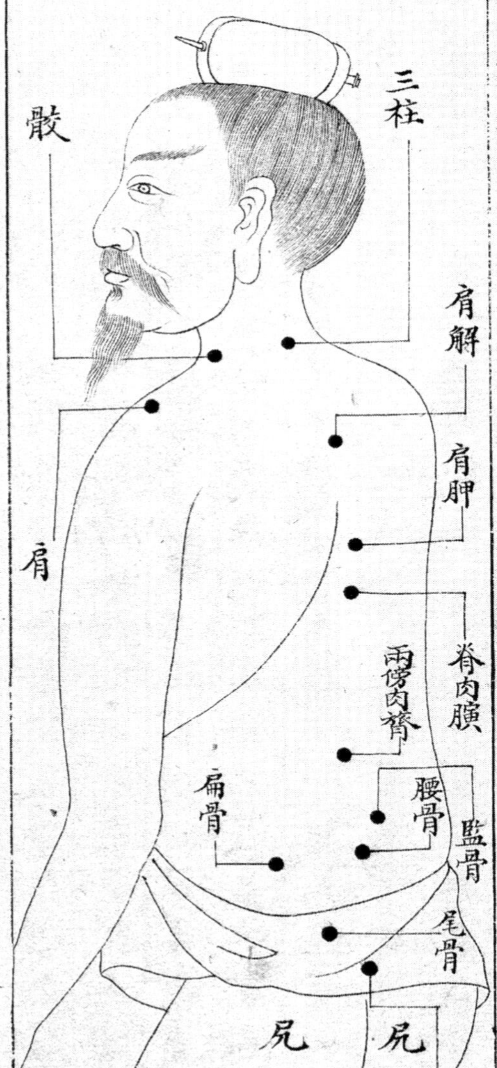

其股膝者足跟為端端上為踵踵上為腨一名腓腸腓腸之上膝後曲處

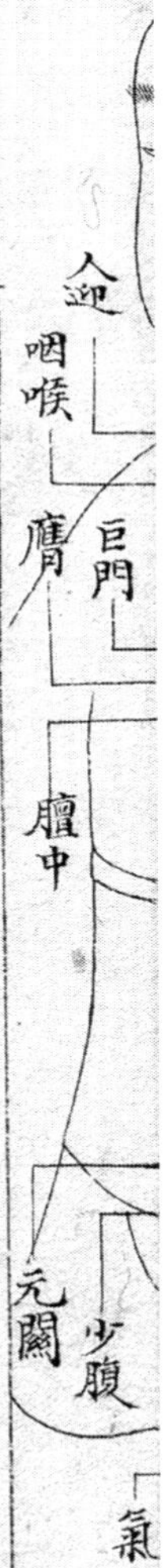

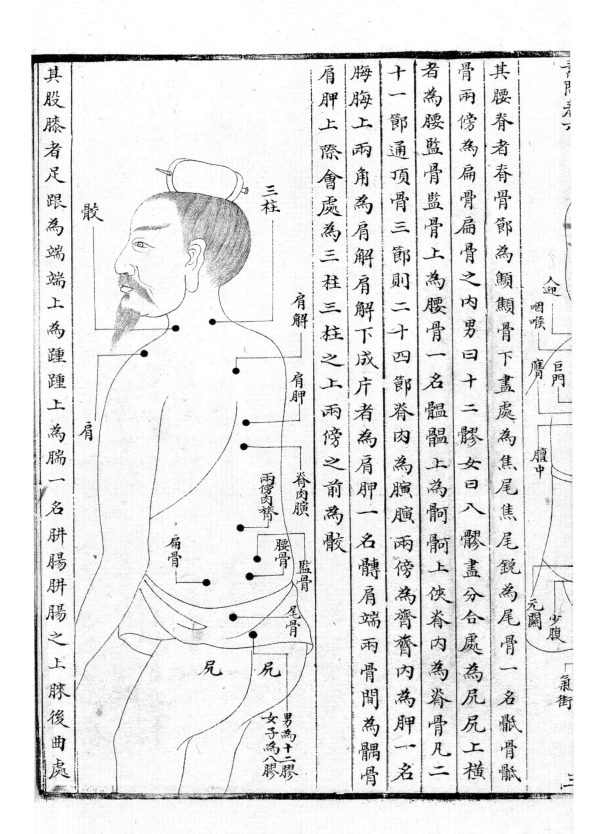

為膕脥上至腰髖骨下通為楗楗上俠髖骨兩傍為機機後為臀肉臀肉為脽機前為髀厭一名髀樞機下內為股一名胯胯骨為骶髖股下為魚腹股外為髀股髀之前脥上起肉為伏兎伏兎後交文中為髀關關上橫骨為枕骨關下脥解為骸關俠脥解中為䐃䐃下通為髕髕外為之後輔骨髕兩傍為骹骹前為骭一名䯒亦名脛脛骨下盡處為曲節一名腕

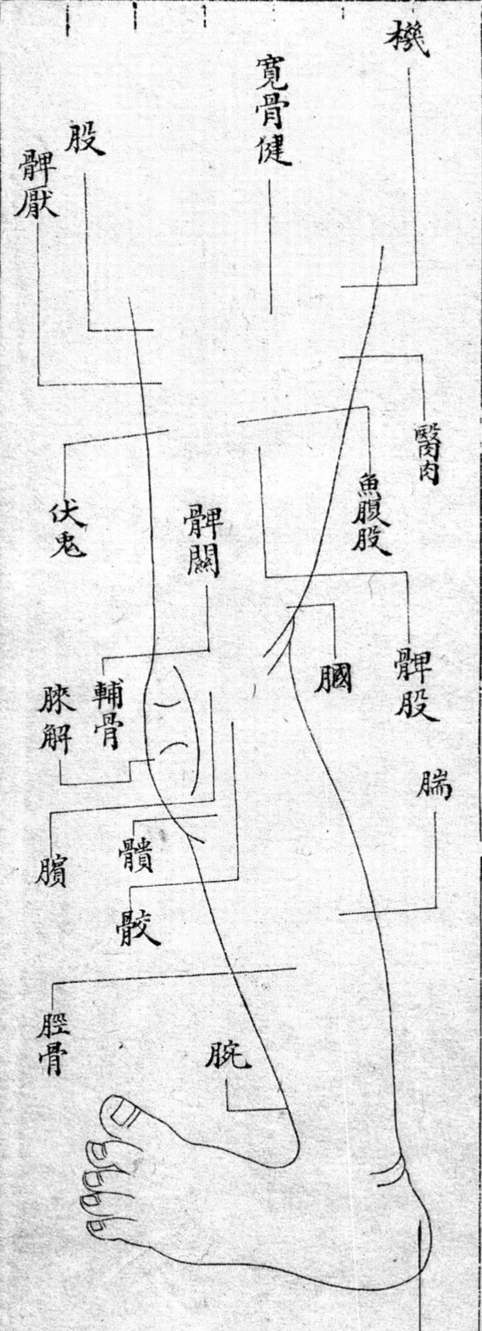

其足者大指爪甲之後為三毛三毛後橫文為聚毛聚毛後為本節本節後為岐骨岐骨上為跗跗內下為覈骨一名核骨大指下為跖跖下為踞踞後為板板後為足心足心後為足掌足掌後為跟兩踝相對為腕內踝

之前大骨下陷中為然谷外踝上為絕骨足外側大骨下赤白肉際為京骨

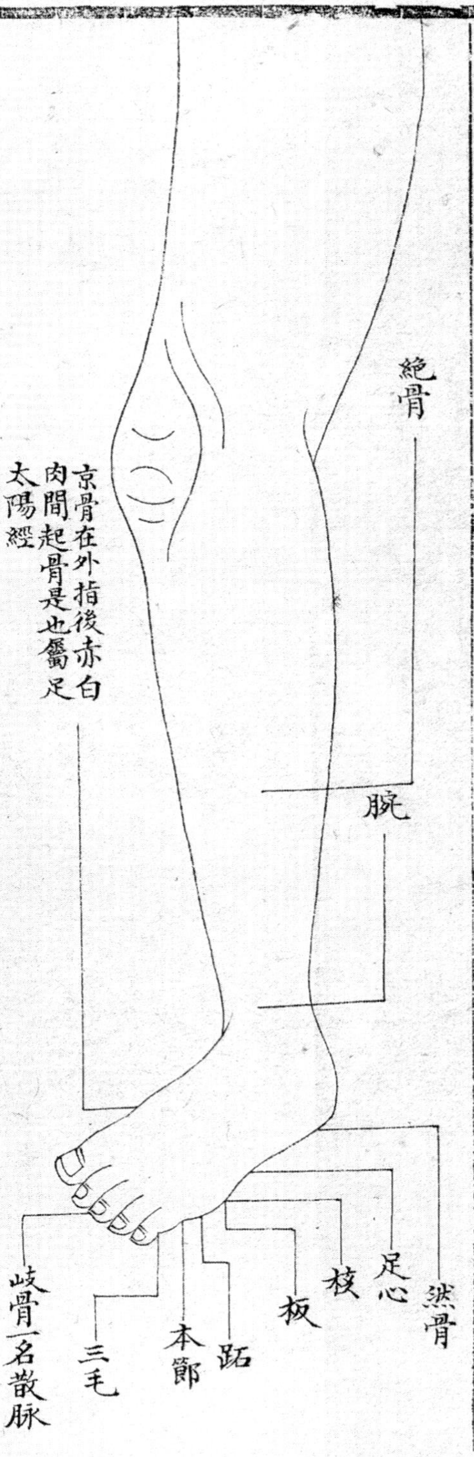

其府藏者下喉嚨之前為氣系氣系下連為肺肺下相連為心心下為膈膈下為肝肝左三葉短葉相連為膽肝右四葉之下為脾脾後上之連屬為胃一名太倉亦名水穀之海胃下兩傍入脊膂左為腎右為命門兩腎下之前為膀胱膀胱下為延孔咽門下為食系食系下連太倉太倉下連小腸小腸近下右連大腸大腸下連肛門小腸下連膀胱又曰唇為飛門齒為戶門會厭為吸門太倉上口為賁門下口為幽門二腸相會處為闌門下極為魄門一名肛門又曰心已上為上焦心下至臍為中焦臍下為

下焦通為三焦凡臟腑各主一脉以為手足三陰三陽十二經脉也通行滎衛總貫百骸周流而無已矣凡一脉左右雙行手三陰之脉從藏走至手次手三陽之脉從手走至頭次足三陽之脉從頭下走至足足三陰之脉從足上走至腹其脉常以十二經絡始自寅初起於中焦流注手太陰陽明足陽明太陰手少陰太陽足太陽少陰手厥陰少陽足少陽厥陰等脉一遭畢而復注手太陰之脉

手太陰之脉起於中焦下絡大腸還循胃口上膈屬肺從肺系橫出腋下下循臑內行少陰心主之前下肘中循臂內側骨下廉入寸口上循魚際出大指之端

其支者從腕後直出次指內廉出其端次注陽明

手陽明之脉起於大指次指之端循指上廉入合谷兩骨之間上入兩筋之中循臂上廉入肘外廉循臑外前廉上肩出髃骨之前廉上出柱骨之會上下入缺盆絡肺下膈屬大腸

其支別者從缺盆還頸貫頰下入齒縫中還出俠口交入人中左之右右之左上俠鼻孔次注足陽明

足陽明之脉起於鼻交頞中下循鼻外入上齒縫中還出俠口環唇下交承漿却循頤後下廉出大迎循頰車上耳前過客主人循髮際至額顱

其支別者從大迎前下人迎循喉嚨入缺盆下膈屬胃絡脾其直行者從缺盆下乳內廉下俠臍入氣循中

其支者起胃下口循腹裏至氣衝中而合以下髀關抵伏兔下入膝臏中下循胻外廉下足跗入中指內間

其支者下脉三寸而別以下入中指外間

其支者別跗上入大指間出其端次注太陰

足太陰之脉起於大指之端循指內側白肉際過竅骨後上內踝前廉上腨內循胻後交出厥陰之前上循膝骨股內前廉入腹屬脾絡胃上膈俠咽連舌本散舌下

其支別者復胃別上膈注心中次注手少陰

手少陰之脉起於心中出屬心系下膈絡小腸

其支者從心系上俠咽係目一其支者復從心 系却上肺出腋下下循臑口大行太陰心主之後下肘內廉循臂內後廉抵掌後兊骨之端入掌內

廉循小指之内出其端次注手太陽
手太陽之脉起於小指之端循臂内側上腕出踝中直上循臂骨下廉出
肩解繞肩胛交肩上入缺盆循咽絡心下膈抵胃屬小腸　其支別者從
缺盆循頸上頰至目銳眥却入耳中　其支別頰者上𩑶抵鼻至目内眥
次注足太陽
足太陽之脉起於目内眥上額交巔上　其支者從巔至耳上角　其直行
者從巔至耳入絡腦還出別下項循肩髆内俠脊抵腰中入循膂絡腎屬
膀胱　其支者從腰中下貫胛俠脊内過髀樞循髀外後廉下合膕中下
貫腨内出外踝之後循京骨至小指外側之端次注足少陰
足少陰之脉起於小指之下斜趣足心出然谷之下循内踝之後別入跟
中上腨内出膕内廉上股内後廉貫脊屬腎絡膀胱　其支者從腎上貫
肝膈入肺中循喉嚨俠舌本　其支者從肺出絡心注胷中次注手厥陰
手厥陰之脉起於胷中出屬心包下膈歷絡三焦　其支者循胷出脇下
腋三寸上抵腋下循臑内行太陰少陰之間入肘中下臂行兩筋之間入
掌中循中指出其端　其支者從掌中循小指次指出其端次注手少陽

手少陽之脉起於小指次指之端上出次指之間循手表腕出臂外兩骨之間上貫肘循臑外上肩交出足少陽之後入缺盆交膻中散絡心包下膈徧屬三焦　其支者從膻中上出缺盆項上俠耳後直上出耳上角以出下頰至䪼　其支者從耳中郄出至目銳眥足少陽

足少陽之脉起於目銳上抵角下耳後循頸行手陽明之脉前至肩上却交出少陽之後入缺盆　其支別者從耳中出走耳前至目銳眥後　其支別者從目銳骨下大迎合陽明於䪼下加頰車下頸合缺盆下胷中貫膈絡肝屬膽循脇裏出髀厭中　其支者從缺盆下腋循胷過季脇下合髀厭中以下循髀太陽出膝外廉下外輔骨之前直下抵絶骨之端下出外踝之前循足跗上入小指之間　其支別者從跗上入大指循骨內出其端還貫入爪甲出三毛次注足厥陰

足厥陰之脉起於大指聚毛之上循足跗上廉去內踝一寸上踝八寸交出太陰之後上膕內廉循股入陰毛中還陰器抵少腹俠胃屬肝絡膽上貫膈布脇肋循喉嚨之上入頏顙連目系上出額與督脉會於巔　其支者從目系下頰裏環脣內　其支者復從肝別貫膈上注肺下腹注

十二經脉晝夜百刻流注之圖

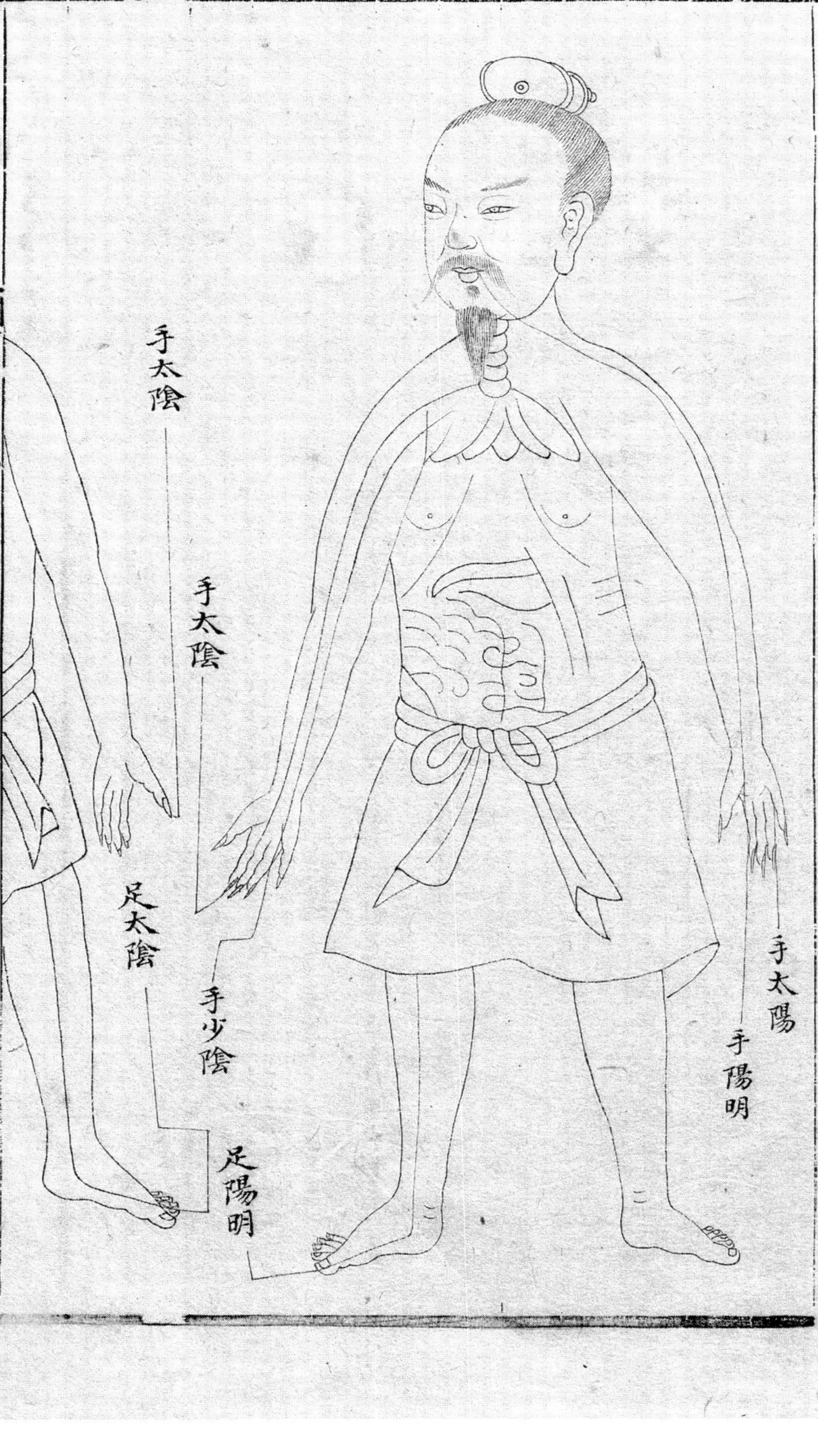

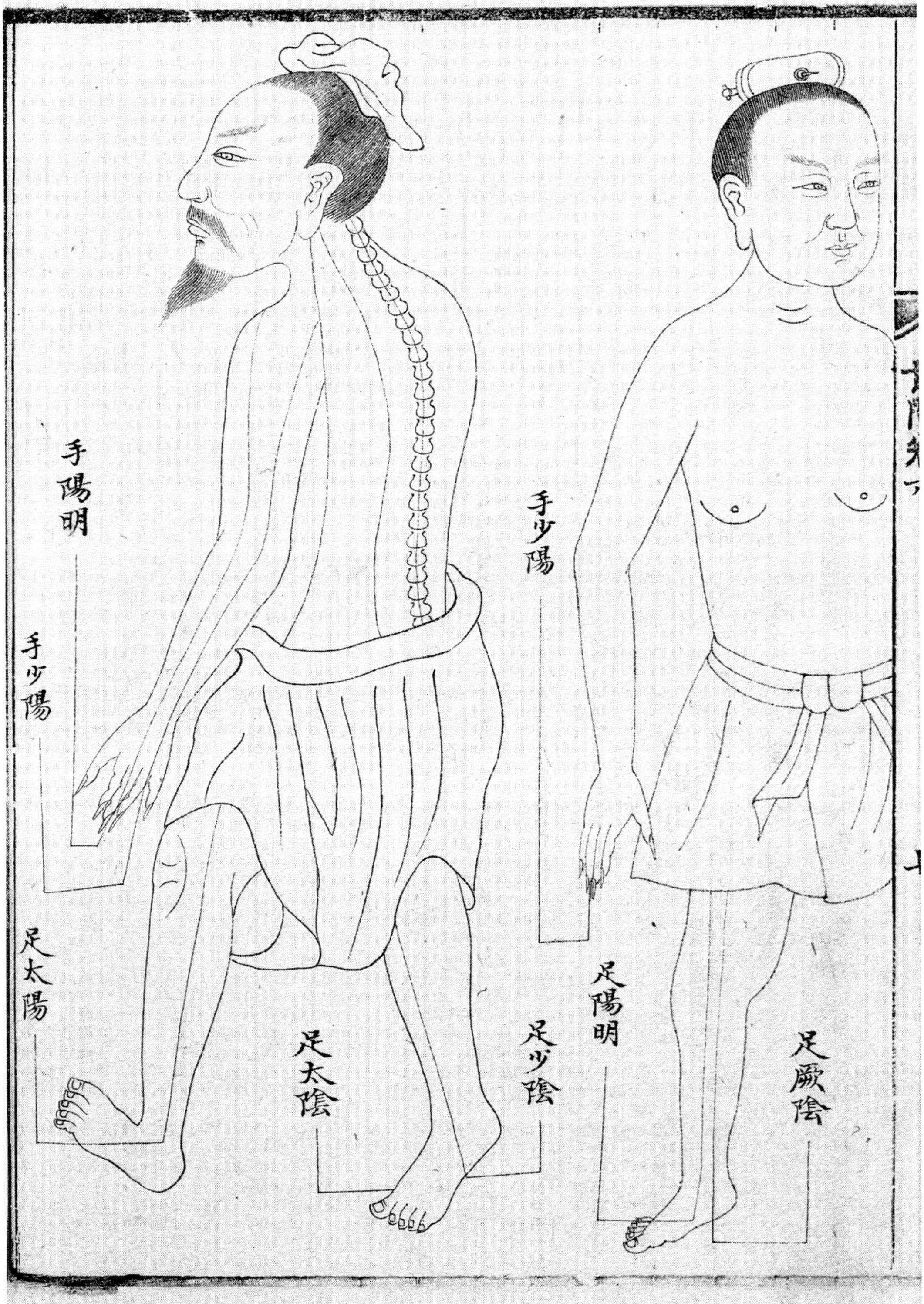
手陽明
手少陽
足太陽
足太陰
足少陰
手少陽
足陽明
足厥陰

夫天有五運人有五藏五藏者應五行乃金木水火土五運者乃風火燥濕寒皆應陰陽天地之道也萬物之綱紀變化之父母生殺之本始神明之府也可不通乎用鍼者先明藏府陰陽調和逆順補寫迎隨經曰一曰治神調養神氣專精其心二曰養身用鍼者以我知彼用之不殆三曰知毒藥為真攻邪順宜王真之道其在茲乎四曰制砭石小大用鍼者隨病所宜內外調治可平為期五曰知府藏血氣之診諸陽為府病諸陰為藏病故曰少陽少陰少血多氣太陽厥陰多血少氣太陰多氣少血陽明多氣多血是以刺陽明出血氣刺太陽出血惡氣刺少陽出氣惡血刺太陰出氣惡血刺少陰出氣惡血刺厥陰出血惡氣也五藏已定九候已備後乃存鍼又曰治補有多少力化有淺深五虛勿近五實勿遠至期當發過者穴閉精心專一神不外營也刺實者須其虛者留鍼引至陽陰氣隆至乃去鍼也刺虛須其實者引陽至陰陽氣隆至鍼下熱乃去鍼用鍼者一經有五穴五藏各歸其本藏穴也虛則補其母實則瀉其子不虛不實以經取之者當刺本穴也

素問曰凡刺之法者法天則地合以天光必候日月星辰四時八正之氣

氣定乃刺之謹推晝夜百刻人氣日行周天三百六十五度四分度之一也故人十息氣行六尺日行二分二百七十息氣行再周於身少下二刻日行二十分五百四十息氣行再周少下四刻日行四十分二千七百息計一萬三千五百息氣行五十周周天三百六十五度四分度之一故月日行十三度有奇月二十七日行一周天更二日半行乃日與月相會成二月計日二十九度半在人二十九度合个二十九度半者共五十九日故月有大盡有小盡一歲日共行三百五十四度在人計三百五十四日周天三百六十五度四分度之一成人間一年今只行三百五十四度在人計三百五十四日餘郄一十三度四分度之一計一十一日三時辰故三年一閏五年再閏十九年七閏方成一章至八十章然後盈虛之數盡而復始也

置周天三百六十五日二十五分以二十八日為際之得每日十三度有奇餘有零者以之分法分之是日月行之度數也

謹按靈樞經素問所說流注不叱諸家所說流注補瀉生脉如神用之勿悞須明病之標本虛實反正迎隨逆從補瀉生刑井滎俞經合人氣所至

者經絡便為開過者為閉　八般補瀉　迎隨補瀉　遮順補瀉　轉鍼

補瀉　開闔補瀉　呼吸補瀉　從逆補瀉　鍼頭補瀉　六字氣訣補瀉

素問曰推晝夜百刻人氣日行周天度數法

人氣日行周天三百六十五度四分度之一也度數合日月星辰躔度也晝夜一百刻廼一千單八分人氣行八百一十丈一萬三千五百息通計行八百一十丈行盡二十八宿共為五十周也人氣行二十八舍每一舍三十六分計一千單八分每一周計一十六丈二尺　法曰置一百刻以二十八除之得三十五外有一十六入之分先於二十八內減一十六直後相減停除母一十六次除子一十八相減各得四以先除二十八得七為母次除一十六得四為子累加過母者為一刻每一舍得三刻與七分之四每一舍得三十六分計一千單八分晝夜共五十周每一周計一十六丈二尺五十周計八百一十丈計一萬三千五百息數也

法置三十六分以八尺一寸乘之得二十九丈一尺六寸一一十六丈除每一周得一十六丈二尺除得周數也廼血氣長短人氣所行度數也人氣行於十分身之人也日行一舍計三刻與七分之四一刻人氣行足太陽二刻行足少陽三刻

行足陽明四刻足太陰五刻行足少陰六刻行足厥陰血氣周身一度計三十六分長二十八丈九尺二寸計八百一十息
日行二舍七刻人氣在手太陽八刻行手少陽九刻行手陽明血氣周於身三度計七十二分長五十七丈八尺五寸計一千二百一十五息
日行三舍一十刻在手太陰十一刻行手少陰十二刻何手厥陰十三刻足太陽血氣周於身五度計一百八分長八十六丈七尺一寸計一千七百五十五息
日行四舍十四刻人氣行足少陽十五刻行足陽明十六刻行足太陰血氣周於身七度計一百四十四分長一百一十五丈七尺一寸計二千一百六十息
日行五舍十七刻人氣行足厥陰十八刻行手太陽十九刻行手少陽二十刻行手陽明血氣周於身八度計一百八十分長一百四十四丈六尺四寸計二千七百息
日行六舍二十一刻人氣行手太陰二十二刻人氣行手少陰二十三刻行手厥陰血氣周於身一十度計二百一十六分長一百七十三丈五尺

七寸計三千二百四十息
日行七舍二十五刻人氣行晝東方七宿入陰分此時血氣難交也二十
六刻人氣足太陽二十七刻行足少陽血氣周於身一十二度計二百五
十二分長二百二丈五尺計三千六百四十五息
日行八舍二十八刻人氣行足陽明二十九刻行足太陰三十刻行足少
陰二十一刻行足厥陰血氣周於身一十四度計二百八十八分長二百
三十一丈四尺二寸計四千一百八十五息
日行九舍三十二刻人氣行手太陽三十三刻行手少陽三十四刻行手
陽明血氣周於身一十六度計三百二十四分長二百六十三尺五寸計
四千五百九十息
日行十舍三十五刻人氣行手太陰三十六刻行手少陰三十七刻行手
厥陰三十八刻行足太陽血氣周於身一十七度計二百六十分長二百
八十九丈二尺八寸計五千一百三十息
日行十一舍三十九刻人氣行足少陽四十刻行足陽明四十一刻行足
太陰血氣周於身一十九度計三百九十六分長三百一十八丈二尺一

寸計五千五百三十五息
日行十二舍四十二刻人氣行足少陰四十三刻行足厥陰四十四刻行手太陽四十五刻行手少陽血氣周於身二十一度計四百三十二分長三百四十七丈一尺四寸計六千七十五息
日行十三舍四十六刻人氣行手陽明四十七刻行手太陰四十八刻行手少陰四十九刻行手厥陰血氣周於身二十三度計四百六十八分長三百七十六丈七寸計六千六百一十五息
日行十四舍五十刻行晝南方七宿人氣入陰分此時難交也　五十一刻人氣行手太陰五十二刻行手少陰血氣周於身二十五度計五百四分人氣長四百五丈計七千二十息
十五舍五十三刻人氣行手厥陰五十四刻行手太陽五十五刻行手少陽五十六刻行手陽明血氣周於身二十六度計五百四十分血氣長四百三十三丈九尺三寸計七千五百六十息
十六舍漏水下五十七刻人氣行足太陰五十八刻行足少陰五十九刻行足厥陰血氣周於身二十八度計五百七十六分長四百六十二丈八

尺五寸計七千九百六十五息
十七舍漏水下六十刻人氣行足太陽六十一刻行足少陽六十二刻行足陽明六十三刻行手太陰血氣周於身三十度計六百一十二分長四百九十一丈七尺八寸計八千五百五息
十八舍漏水下六十四刻人氣行手少陰六十五刻行手厥陰六十六刻行手太陽血氣周於身三十二度計六百四十八分長五百二十丈七尺八寸計八千九百一十息
十九舍漏水下六十七刻人氣行手少陽六十八刻行手陽明六十九刻行足太陰七十刻行足少陰血氣周於身三十三度計六百八十四分長五百四十九丈六尺計九千四百五十息
二十舍漏水下七十一刻人氣行足厥陰七十二刻行足太陽七十三刻行足少陽七十四刻行足陽明血氣周於身三十五度計七百二十分長五百七十八丈五尺七寸計九千九百九十息
二十一舍漏水下七十五刻人氣行陰分行盡西方七宿此時難交也七十六刻行手太陰七十七刻行手少陰血氣周於身三十七度計七百九

十六分長六百七丈五尺計一萬三百九十五息
二十二舍漏水下七十八刻人氣行手厥陰七十九刻行手太陽八十刻
行手少陽八十一刻行手陽明血氣周於身三十九度長六百三十六丈
四尺一寸計一萬九百三十五息
二十三舍漏水下八十二刻人氣行足太陰八十三刻行足少陰八十四
刻行足厥陰血氣周於身四十度計八百二十八分長六百六十五丈三
尺五寸計一萬一千三百四十息
二十四舍漏水下八十五刻人氣行足太陽八十六刻行足少陽八十七
刻行足陽明八十八刻行手太陰血氣周於身四十二度計八百六十四
分長六百九十四丈二尺八寸計一萬一千八百八十息
二十五舍漏水下八十九刻人氣行手太陰九十刻行手少陰九十一刻
行手厥陰血氣周於身四十四度計九百分長七百二十三丈二尺一寸
計一萬二千二百八
二十六舍漏水下九十二刻人氣行手太陽九十三刻行手少陽九十四
陽明九十五刻行足太陰血氣周於身四十六度計九百三十六

分長七百五十二丈一尺四寸計一萬二千八百二十五息
二十七舍漏水下九十六刻人氣行足少陰九十七刻行足厥陰九十八
刻行足太陽九十九刻行足少陽血氣周於身四十八度計九百七十二
分長七百八十一丈七寸計一萬三千三百六十五息
二十八舍漏水下一百刻人氣行足陽明血氣周於身五十度計一千單
八分長八百一十丈計一萬三千五百息

素問百刻流注之圖

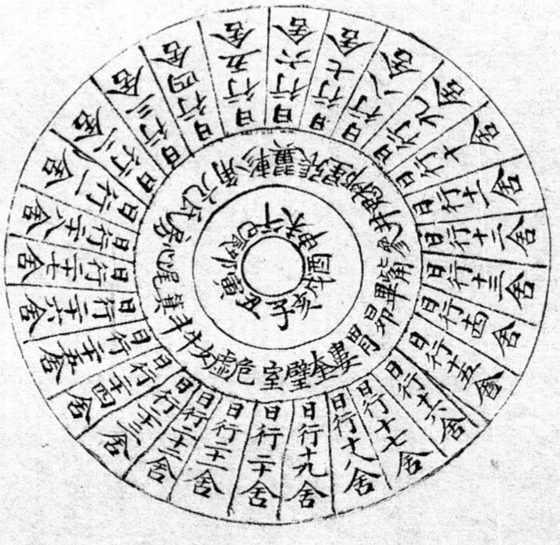

所定百刻前
第二卷明晝
夜二十四氣
百刻圖開說

凡此十二經脉流注一遭謂之一度凡一晝一夜百刻如此注五十度而為期不然則病也加一遭則熱減一遭則寒是故病熱則脉數病寒則脉遲隨其微甚而加減應之矣又四時之脉不必常准皆隨晝夜之刻數而為流注之數矣然晝者陽也夜者陰也冬至之日晝四十刻夜六十刻而陽少陰多是故天氣寒則脉行遲而脉行四十度也夏至之日晝六十刻夜四十刻是謂陰少陽多是故天氣熱矣然則脉行疾數而脉行六十度也脉與晝夜之刻數凡九日而為一刻及度加減之約也若天氣暴寒暴熱而脉之遲速亦應氣流注矣不然則病也及夫十二經脉者非謂一身有十二首脉也脉惟一道而周流貫注流身三遭畢而相次環會於寸口以成三部九候以見府藏之神脉也所以十二經者隨其手足三陰三陽所主部分為十二經脉矣然十二經脉內應五藏六府其數不合者所謂心包絡亦是一藏以應手厥陰之經是藏亦有六也今詳近代醫書及世工所論皆不知心包絡之藏若何形狀及何處所居咸云有名無形只膻中是也以此為義是以執本而言若以窮其至理則未盡其善哉然雖經曰膻中者臣使之官喜樂出焉然未者是謂言其標而不言其本以舉用

事之處故不言藏之所居乃古聖之奧也豈不詳經言七節之傍中有小心然人之脊骨有二十一節從下第七節之傍左為腎右為命門命門者便是心包絡之藏以應手厥陰之經與手少陽三焦合主表裏二經皆是相火相行君命故曰命門而義昭矣又懸珠先取化源於三日迎而取之刺太陵曰此是瀉相火小心之源也是知相火包絡是小心小心便是右腎命門也又仙經云心為君火腎為相火是以言其右腎右命門屬火而不屬水也或云既命門屬相火何故喜樂出於膻中乎答曰火氣炎上水性下流夫命門者位居下部是火居在水之鄉而火氣不能為用其氣上行至於膻中者在胷中兩乳間為氣之海是手厥陰少陽脉之交會之處是乍出鬼賊之鄉得其本位君相二火相近得其君命權勢方施其氣始發故曰膻中者臣使之官喜樂出焉及夫藏為陰而主其裏在府為陽而主其表然一藏一府合主表裏而為陰陽者非為夫婦陰陽配合之道乃兄妹之義皆同姓矣

凡一藏一府相合於左右三部之中各主一部從其方氣主位而相次見其脉也

六部脈位之圖

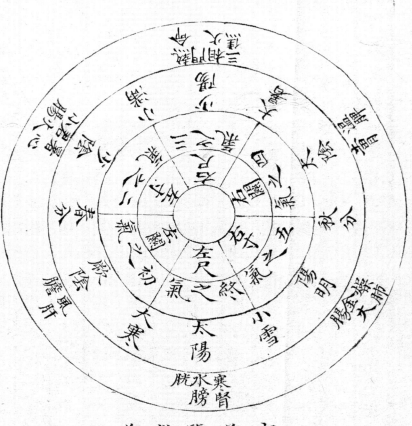

六部脈前有手鑒圖開載詳見前圖

新刊圖解素問要旨論卷第七

劉　守真　撰　馬　宗素　續編

法明標本篇第八

夫大道始生於一氣一氣分別清濁昇降而為二儀天為陽地為陰其二也天地陰陽各分三等而太少不同故有三陰三陽之六氣也天非純陽而亦有三陰地非純陰而亦有三陽是故天地各有三陰三陽而為十二矣天之陰陽應人之手地之陰陽應人之足以應手足三陰三陽十二經脉也故經曰歲半之前天氣主之歲半之後地氣主之又經曰身半之上天氣主之身半之下地氣主之然正謂臍已上應春夏臍已下應秋冬然春為天中之陽夏為天中之陰秋為地中之陽冬為地中之陰故經曰天以陽生陰長地以陽殺陰藏是以明其春生夏長秋收冬藏之令也是知寅卯辰為手三陽巳午未為手三陰申酉戌為足三陽亥子丑為足三陰也天地陰陽氣運以平為期各無盛衰則無勝復淫治灾眚之變人之手足三陰三陽十二經脉亦然和平各無盛衰則無疾病不和則病由生也

十二經本病

足厥陰肝病則腰痛不可俛仰丈夫㿗疝婦人小腹腫胠脇痛引少腹甚則嗌乾面塵喜怒忽忽眩冒巔疾目赤腫痛耳聾頰腫虛則目䀮䀮無所見耳無所聞善恐如人將捕之胷滿嘔逆洞泄狐疝遺溺癃盛

足少陽膽病則喜嘔嘔有苦善太息心脇痛不能轉側甚則面塵身無膏澤足外反熱虛則頭痛目鋭眥痛缺盆中痛腋下痛腫馬刀俠癭汗出振寒瘧胷中肋體膝外至䯒絕骨外踝及諸節皆痛小指大指不能為用

手少陰心病則胷中痛兩脇痛膺背肩胛間痛兩臂內痛甚則嗌乾心痛渴而欲飲身熱膚痛煩心譫妄虛則善悲時眩仆胷腹大脇下與腰背相引痛目黃脇痛臑臂內後廉痛掌中熱

手太陽小腸病則嗌痛頷痛腫不可回顧肩似拔臑似折虛則少腹控卵引腰脊上衝心痛耳聾目黃頰頷腫肩臑肘臂外後廉痛

手厥陰心包絡病則手心熱臂肘攣急腋腫甚則胷脇支滿心澹澹大動面赤目黃喜笑不休虛則煩心心痛掌中熱

手少陽三焦病則耳聾渾渾焞焞嗌腫喉痺少腹腫不得小便虛則汗出

目銳眥痛耳後肩臑肘臂外眥痛小指次指不能為用

足太陰脾病則舌本强食則嘔腹脹溏泄瘕水閉飲發中滿食減善噫身體皆重甚則飢肉痛痿足不收行善瘈脚下痛四肢不舉小大便不通虛則腹脹腸鳴飧泄食不化舌下不能動搖食不下煩心心下急痛寒瘧溏泄瘕水下黃疸不能卧强久股膝內腫厥大指不能為用

足陽明胃病則洒洒振寒善伸數欠或惡人與火聞木音則惕然而驚心欲動獨閉戶牖而處欲上高而歌棄衣而走賁響腹脹罵詈不避親疎氣盛則病身前皆熱消穀善饑溺色黃氣虛則身前皆寒慄胃中寒則腹脹滿盛胃脘當心而痛上走兩脇鬲咽不通飲食不下狂虐温淫汗出鼽衄口喎唇胗頸腫喉痺腹脹水腫膝臏腫腫循膺乳衝伏兎骭外廉足跗上皆腫中指不能為用

手太陰肺病則肺脹滿膨膨而喘咳缺盆中痛欬喘上氣喘喝煩心胷滿臑臂內前廉痛甚則交兩手而瞀肩背痛而汗出虛則氣少不能布息小便數變

手陽明大腸病則齒痛頔腫虛則目黃口乾鼽衄喉痺腹中雷鳴氣常衝

胷喘不能久立肩前前臑痛大指次指不能用
足少陰腎病則饑不欲食面黑如深紫欬唾則有血喝喝而喘坐欲起目䀮䀮如無所見心懸如饑腹大脛腫喘欬身寢汗出憎風虛則腹滿身重濡泄寒瘍流水腰肢痛發膕腨股膝不便煩寃足痿清厥意不樂大便難善恐心惕如人將捕口熱舌乾咽腫上氣嗌乾及痛煩心心痛黃疸腸澼脊臀股後廉痛痿厥嗜卧不甯足下熱而痛
足太陽膀胱病則頞項腦户中痛衝頭痛目似脱項似拔腰似折髀當以回膕如結腨如列虛則痔瘧巔疾頸項頞項腦户中痛目出黃泪項背腰脊尻膕脚背痛小指不能為用

五邪生病

凡此諸病是以言藏府十二經脉所受虛實之證所謂標也為其病者寒暑燥濕風火之氣所為本也夫六氣之用已勝則剋其妻已衰則夫來剋者淫治之紀也大抵府藏之氣以平而為期氣盛則行其勝也無問夫妻子母乘虛而感之生其病也實感過極而亦自病矣氣虛者受邪無問相生相剋但感其邪而病由生也夫五行之道正則和平而遞元相生相濟

否則邪生元相尅伐故有虛邪實邪賊邪微邪正邪而此之五邪也然虛邪者謂母邪乘其子而病也　假令風木行勝則肝氣有餘心火感而已生其病然風木行勝則土氣自衰土衰不能制水則水盛制火而心不能實故曰虛邪也　實邪者謂土來乘火而心病也然土勝則水衰水衰不能制火則心火自盛故曰實邪也　賊邪者謂水來乘火心病也然水能尅火故曰賊邪也　微邪者謂金來乘火而心病也然火能尅金故曰微邪也　正邪者謂心火有餘而自生其病也然無相下故曰正邪餘倣此推之　凡此五邪各有微甚至微者微邪也次甚者實邪也其次者正邪也更次者虛邪也至甚者賊邪也欲知五邪之要必明脉與病氣而以受病府藏經脉參合推其五行相生相尅昭然可知矣大凡病生之處謂之標為病之氣為之本也

（新添）夫受病之由者或從外而得者或從内而得者其六氣為病者廼風火寒三氣皆外感而得者所為邪風似箭元府開張風寒暑感於皮毛在於腠理入於衛乃肺經所受也或風池風府口鼻而入未入於榮當有汗可以解飢而已或入於榮者屬心無汗當發汗而已也　若燥濕熱三氣

者或饑飽勞損憂愁慮恐悲恨蠱毒魑魅皆內感而得者　經曰從外而得者治其外內而得者治其內從外而得者盛於內者先治其外然後治於內從內而得者盛於外者先治其內然後治於外不在內不在外治於主病

五運本病

夫病之氣者諸風掉眩皆屬肝木　諸病痒瘡瘍皆屬心火　諸濕腫滿皆屬脾土　諸氣憤鬱病痿皆屬肺金　諸寒收引皆屬腎水

六氣本病

諸暴强直支痛軟戾裏急筋緩縮也皆屬於風

諸病喘嘔吐酸暴注下迫轉筋小便渾濁腹脹大而鼓之有聲如鼓癰疽瘍胗瘤氣結核吐下霍亂瞀鬱腫脹鼻塞鼽衄血泄淋閉身熱惡寒戰慄驚惑悲笑譫妄衄衊血汗也皆屬於熱

諸痓强直積飲痞膈中滿霍亂吐下體重胕腫肉如泥按之不起也皆屬於濕

諸熱瞀瘛暴瘖冒昧躁擾狂越罵詈驚駭胕腫疼酸氣逆上衝禁慄如喪神守嚏嘔瘡瘍喉痺耳鳴嘔痛溢食不下目眯不明暴注瞤瘛暴病暴死

皆屬於火
諸澁枯涸乾勁皴揭皆屬於燥
諸病上下所出水液澄徹清冷癥瘕㿗疝堅痞腹滿急痛下利青白食已
不饑吐利腥穢屈伸不便厥逆禁固皆屬於寒
（新添）夫醫教者伏自三墳流於皇帝至今數十萬載人皆不達素問五運
六氣造化之理皆檢尋方論妄行調治全不論五運六氣造化之理標本
逆順與三陰三陽虛實邪正者也素問曰治之者正者正治反者從治從
少從多皆平是也正治者寒者熱治熱者寒治是也病逆者可以從治病
反逆者脉大氣衰脉小氣盛穀入多而氣少穀入少而氣多此為反也可
以從順其病勢苦逆之者命以危之矣藥有四時之治曰用温遠温用熱
遠熱用凉遠凉用寒遠寒食宜同法有假者反常此乃四時之用也　春
宜服凉藥夏宜服寒藥秋宜用温藥冬宜用熱藥又曰不遠寒不遠熱者
奈何經曰不遠寒則寒至寒至則堅痞腹滿急痛下利青白不遠熱則熱
至熱至則驚駭瞀悶悲笑譫妄瘡瘍鼻窒鼽衄血溢血淋閟病生矣又曰
不知標本是謂妄行知標與本易而勿損察本與標氣可令調此之謂也

夫標本之道要而博小而大可以一言而知百病之害言標與本易而勿捐察本與標氣可令調明知逆順正行勝復為萬民式天之道畢矣

舊經凡此六氣為諸病之本也候其六脉而可知矣大凡治病必明此之寒暑燥濕風火六氣最為要也其治病之法者以寒治熱以熱治寒以清治溫以溫治清以燥治濕以濕治燥乃正治之法也又云逆治所謂藥氣逆病之氣也診其脉候惟不應氣而無左右尺寸交反其病輕微則當如此之治也或其左右尺寸肺見交反君臣易位其病必重而危當從反治之法也其反治者亦名從治所謂藥氣從順於病氣也是故以熱治熱以寒治寒然以熱治熱者非謂病氣熱甚而更以熱性之藥治之本是寒性之藥反熱佐而服也所謂病氣熱甚藥氣反寒病熱極甚而柜其藥寒則寒攻不入寒熱交爭則其病轉加也故用寒藥反熱佐而服之令藥氣與病氣不相為忤其藥本寒熱服下咽之後熱體既消寒性乃發由是病氣隨之餘皆倣此也然正治之法猶君刑臣過逆其臣性而刑之矣故病熱不甚治之以寒逆其病氣而病除自愈矣反治之法猶臣諫君非順其君性而以說之其始則從其終則逆可以諫君去其邪而歸其正也又王冰

病小猶救人火火得草而焫得木而燔得水而滅病大猶救龍火然火得濕而焫得木而燔以人火逐之其火自滅爾然病氣熱甚攻之以寒病氣熱盛必能與藥氣相持而反生其禍也是故以寒反熱佐而服之其始順其病氣使病不為相忤而終必去其邪矣又久病熱泄以寒藥下之久病寒泄以熱藥下之又中滿下虛則峻補於下踈通於中下虛得實中滿通利乃得和平亦皆反治之法也故經曰熱因寒用寒因熱用塞因塞用通因通用必伏其所主而先其所因其始則同其終則異可使潰堅可使氣和可使必已此之謂也　凡此之道是以明其藥寒熱溫涼之性也　藥有酸苦辛鹹甘淡之味皆各有所能而不可不通矣　夫藥之氣味不必氣寒之物而味皆鹹味鹹之物其氣皆寒之類也　凡同氣之物皆有諸味同味之物皆有諸氣元相氣味各有厚薄性用不等制其方者必且明其用矣　經曰味為陰味厚為純陰味薄為陰中之陽氣為陽氣厚者為純陽氣薄為陽中之陰氣味者各有五也五味者酸苦甘辛鹹五氣者寒溫熱涼平又曰辛散酸收甘緩苦堅鹹耎又曰五氣肝湊臊心湊臭肺湊腥脾湊香腎湊腐也氣味厚薄性用燥靜治補多少力化淺深是也然味

厚則泄味薄則通氣薄則發泄氣厚則發熱又云辛甘發散為陽酸苦鹹涌泄為陰淡味滲泄為陽然發之謂發汗也涌之謂吐也泄謂下也滲泄謂利小便也凡此之味各有所能然辛能散結潤燥苦能燥濕堅耎鹹能耎堅酸能收緩收散甘能緩急淡能利竅故經曰肝苦急急食甘以緩之心苦緩急食酸以收之脾苦濕急食苦以燥之肺苦氣上急食苦以泄之腎苦燥急食辛以潤之開腠理致津液通氣也肝欲散急食辛以散之以辛補之以酸寫之心欲急急食鹹以耎之用鹹補之以甘瀉之脾欲緩急食甘以緩之用甘補之以苦瀉之肺欲收急食酸以收之用酸補之以辛瀉之腎欲堅急食苦以堅之用苦補之以鹹瀉之　凡此者是以明其味之用也若用其味必明氣之可否用其氣者必明味之所宜適其病之標本府藏寒熱虛實微甚緩急而以將其藥之氣味隨證所宜而以制其方也是故方有君臣佐使輕重緩急大小反正逆從之制也然主治病者為君佐君者為臣應臣之用者為使皆隨病之所宜而又贊成方而用之也故經曰君一臣二奇之數制也君二臣四偶之制也君二臣三奇之制也君三臣二偶之制也去咽嗌近者奇之遠者口之汗者不可奇下者不可

偶補上治上制之以緩補下治下制之以急急者氣味厚也服勝大緩者氣味薄也服勝小薄則少服而頻於食後厚則多服而稀於食前肺少九服腎多二服餘皆相次而為加減隨證大小而以制之故曰君一臣二制之小也君一臣三佐五制之中也君一臣三佐九制之大也微者逆其病氣制之正治之法也甚者從其病氣佐之反治之法也從少從多觀其證用然一同二異謂之從少二同三異是謂從多隨證所宜而以其毒然毒者所謂藥有三品上品為小毒中品為常毒下品為大毒三品之外謂之無毒又神農云藥有三品以應三才之義也上品為君主養命小毒以應天中品為臣主養性常毒以應人下品為佐使主治病大毒以應地凡此君臣佐使之義是以明其藥性善惡之殊貫乃服餌之道也治病之道不當從此皆從病之所宜而以用其毒矣又其人皮厚色黑大骨肉肥者皆能毒制勝之以其厚藥瘦而薄膚色㿠白者皆不能勝毒制以其薄藥故經曰能勝毒者以厚藥不能勝毒者以薄藥甯小與其大甯善與其毒小者是謂奇方奇方不去偶方主之偶方病在則反偶以佐之而以同病之氣而取之勿令太過而反中其毒若婦人重身而病癥瘕堅積痛甚不堪

不救必死者以其毒而衰其太半止則子母無殞若令太過則傷其命故
經曰病有久新方有大小有毒無毒固宜常制矣大毒治病十去其六常
毒治病十去其七小毒治病十去其八無毒治病十去其九穀肉果菜食
養盡之無使過之傷其正也不盡行復如法必先歲氣無伐天和無盛盛
無虛虛而遺人夭殃無使邪無失正絶人常命此之謂也及夫治病之要
者必明五氣為病鬱之甚者如法治之故曰木鬱達之所謂吐令調達也
火鬱發之所謂汗令踈散也土鬱奪之所謂下令無壅礙也金鬱泄之所
謂滲泄解表利小便也水鬱折之所謂抑其衝逆也通其五法氣乃平調
復視其虛實而以調之乃治病之大體也及夫諸陽病熱而脉數重手按
之其脉不動者乃寒盛格陽而治之非熱也是謂陽中伏陰而寒氣鬱之
甚也治之則當以熱逆其外而順其內也諸陰病寒脉至而順其陰證重
手按之其脉反甚鼓擊於指下而盛者所謂熱盛而拒陰而生其病非謂
寒也是謂陰中伏陽熱氣鬱之甚也治之以寒是以逆其外而順其內也
逆外順內則生逆內順外則死矣故曰知標本用之不殆明知逆順正行
口問然病有標本治有逆順百病之起有生於本者有生於標者有生於

中口者有在其標而求之於標有在其本而求之於本有在其本而求之於標有在其標而求之於本故治病有取之本而得者有取之標而得者有取中氣而得者有逆取而得者有從取而得者然反佐取之是謂逆取乃反治之法也奇偶取之是謂從取之乃正治之法也故曰知逆與從正行無問知標本者萬舉萬當不知標本是謂妄行夫陰陽逆從標本之為道也然先病為本後病為標或其先病而後逆者先逆而後病者先寒而後生病者先熱而後生病者先中滿而後煩心者先小大便不利而後生病者先病而後泄者先泄而後生他病者皆治之本必且調之乃治其他病必謹察之矣其或先熱或先病而後生中滿者皆治其標人有客氣有同氣小便不利者治其標小大便不利者先治其本其或先病而重大者後發病而輕小者先治其本後治其標是謂本而標之其或先發病而微緩後發病而甚急者先治其標後治其本是謂標而本之審量標本不足有餘而以治之謹察間甚以意調之間者併行甚者獨行然間而併行者非謂一經病也所謂他脉共受邪而令病也甚而獨行者一經受病而无異氣相滲也標本相傳隨證治之寒者熱之熱者寒之温者清之清者温

之微者逆而制之甚者從而伏之燥者潤之濕者燥之散者收之結者散之堅者耎之耎者堅之緩者收之急者緩之客者除之留者攻之勞者溫之逸者行之驚者平之衰者補之盛者瀉之吐者下之摩者浴之薄者却之開者發之灸者刺之適事為用各安其氣必清必靜而病氣衰去府藏和平歸其所宗此治之大體也已矣夫歷古及今聖賢先達之談論修真保命治病防危之言不為少矣世人多不能悟者由乎心不明而志不堅行非良而功所誤也然聖經所論妙道元機非謂聖意故惑後人而以藏機隱意惟恐輕泄聖傳乃密傳於有志之士是故愚昧莫能明矣况有非其人者其於經旨百未達一二强自分別以為小法傍門編成詞頌自謂已能遞相授受以矜己德而惑亂他人及其為用全無徵應致使聖經妙典日遠日疎而習者少矣脩學之士真偽邪正不可辯也則如世傳靈樞甲乙以為課之術以六十甲子為法將日干取運日支取氣便言何藏受病及宜何治而幾日瘥愈然將甲為土運子為足少陰腎水土能尅水便言腎病則當瀉脾補腎則六日瘥愈所謂水一土五而至六日以此之類口法誤也何以明之且天下地里方位節令氣候不同及人之老幼男女

藏府禀受所生大小高下前後偏側厚薄長短堅脆虛實各各不同豈能世人同日得病而證候皆同及宜一法治療及同日愈者耶及夫世傳十二經絡病證謌訣以為課病之法然以始病之日以干取運以病人支干加在日運帝王之辰陽命之人順而數之陰命之人逆而數之至於得病之日見何支干便謂是何藏府受病如何傳若以此為法者誤也此法世工多傳以為運氣推病法治及其為用而多不應焉何以明之且天下同屬之人同日得病豈能其證候而一般傳變者邪及夫日中運氣與人命相合加臨取其相生相尅以定吉凶者誤也何以明之且天下同命之人有病豈能同日吉凶者耶或將日中支干納音與病人命及支干相合而定吉凶者此是推平人災福之法非謂占病之道也凡此之類皆非聖經之旨足以誑惑人心徵之無驗矣然聖經妙旨大包天地細入毫毛合造化歲有所宗何止於此端異論乎欲窮病之吉凶必明歲之天地盈虛運之太少謹察復之用適主客同異盛衰次推病之標本何氣使然以屬何臟及虛與實將歲中運氣加臨取其同異逆從而可定其吉凶者也故經曰天符為執法猶輔相歲位為行令猶方伯太一天符為貴人猶君主若

中其邪者其病速而危執法官人繩準自為邪僻故病速而危也中行令者其病徐而遲猶方伯無執法之權故無速害故病但執持而已中貴人者其病暴死義無凌犯故病暴而死也然邪者五運六氣復勝之受也有變則病乘其氣之至也清氣大來燥之勝也風木受邪肝病生而流於膽也熱氣大來火之勝也金燥受邪肺病生而流於大腸也寒氣大來水之勝也火熱受邪心病生而流於小腸也濕氣大來土之勝也寒水受邪腎病生而流於膀胱也風氣大來木之勝也濕土受邪脾病生而流於胃也所謂感邪而生其病也外有其氣而內惡之中外不喜周而邃病是謂感也衰年之虛則邪乃甚也則如年木不足而外有清邪至而肝病之類也失時之和亦邪甚也所謂六氣臨統與主氣相剋感之而病者也遇月下弦之後上弦之前是謂月空感於邪則亦甚也重感於邪則病危也所謂年已不足邪氣大至是謂一感年已不足天氣剋之此時感邪是謂重感內氣召邪天氣不祐不危何哉則如丁卯丁酉之歲外有清邪至而肝病已巳己亥之歲外有風邪至而脾病辛丑辛未之歲外有濕邪至而腎病凡言病之吉凶必明病之府藏虛實而與歲中運氣勝復之變而以加臨

可以言也　假令風木之勝民病脾肺實而肝氣虛者病皆微也若病脾肺虛而肝氣實者皆甚也餘皆倣此推而可知也欲知五藏得失間甚之時死生之期者必明其脉候以知何藏也其病者為已愈於子子不愈甚於鬼鬼不死持於母於四時日干時辰同法故經曰夫邪之客於身也以勝相加至其所生而愈是謂病藏生之子也至其所不勝而甚是謂藏之鬼也至其所生而持是謂所生藏之母也自得其位而起是四時五行旺相及日干時辰與病之藏同也必先定五藏之脉乃可言間甚之時死生之期此之謂也欲知熱病間甚大汗之期取其本藏遇勝已日甚已王日大汗氣逆則勝已日死故經曰肝熱病者小便腹痛多卧身熱熱爭則狂言及驚脇痛手足煩不安卧庚辛甚甲乙大汗氣逆則庚辛死　心熱病者心先不樂數日乃熱熱爭則卒心痛煩滿喜嘔頭痛面赤無汗壬癸甚丙丁大汗氣逆則壬癸死　脾熱病者頭重頰痛心煩顔青欲嘔身熱熱爭則腰痛腹滿溏泄兩頷痛甲乙甚戊己大汗氣逆則甲乙死　肺熱病者洒淅然起毫毛惡風寒舌上黄身熱熱爭則喘咳痛走胷膺皆不得太息頭痛甚汗出而寒丙丁甚庚辛大汗氣逆則丙丁死　腎熱病者先腰

痛骱酸苦渴數飲身熱熱争則項痛而强骱寒且酸足下熱不欲言其逆則項痛負負澹澹然戊已甚壬癸大汗氣逆則戊已死　及夫肝熱病者左頰先赤　心熱病者顏先赤　脾熱病者鼻先赤　肺熱病者右頰先赤　腎熱病者頤先赤皆所謂病之始也　諸汗者至其所勝日汗出謂氣王日為所勝則如肝甲乙心丙丁之類也汗後脉遲靜而愈脉尚躁盛者死今不與諸汗相應此不勝其病也狂言失志者死矣然皆聖經之旨也必憑問望聞切知其病宗而與天地時日陰陽相合推其勝尅而為法也審察間甚逆從而以隨證治之適其治之逆從可否而以言之吉凶慎不可執其陰陽而已然雖陰陽為萬物之綱紀論其吉凶亦須由其用也大抵死因病致病由邪生邪因變起變由不平平則安而無咎否則禍患由生内則内驗外則外徵外者心行德過内者府藏衰興小大緩急無不相應故經曰德者福之過者伐之有德則天降福以應之有過則天降禍以淫之則知禍福無門唯人所召耳故曰主明則自安以此養生則壽没世不殆以為天下則大昌主不明則十二官危使道閉塞而不通形乃大傷以此養生則殃以為天下者其宗大危然則豈不亦由其人之所為乎

要旨七卷終

新雕圖解素問要旨論卷第八

劉守真　撰　馬宗素　續編

守正防危篇第九舊經

夫天地陰陽與人之無異天地乃得長久惟人不然者所謂人事不合天機失其至道則故也夫天地之道者猶權衡也高者抑之下者舉之强者制之弱者益之勝者復之有者應之德化政令無不報之致使氣運無有終始故能長久而無已矣人之道者不然也高者不抑或更舉之下者不舉或更抑之强者不制或更益之弱者不補反更損之真偽不辯邪正不分虛實不察損益不明虛者誤損實者誤益終無所悟迷於六慾七情之邪種種盜擾天真之氣數犯其禁累冒賊邪致使府藏偏傾氣亂而病不已則氣絶而死不能盡其天壽也大抵內真則外假不能為害內正則外邪不能有傷故有達士吝符天機預防禍患勿使受邪而生其疾乃得身安而滿其天壽矣或持功積行而圓成亦得與天同長久矣且夫世人多因內邪而外盜耗竭真氣以致危亡而已先聖恤之故傳修真保命備患

愈疾之道然養生之要內功外行衣飲藥食諸所動止應其時候各有宜否宜者為之禁者避之盛者制之衰者益之使氣血和平精神清利內無邪僻外沒寃疢安得有禍患夭亡而至於已矣

夫歲主藥食之宜者

上下徵火宜以鹹寒　上下宮苦熱　下宮中徵下甘温

上宮中角徵上苦温　下宮中宮下苦温　下宮中商羽下甘熱

上商苦小温　下商苦小温　下商中宮下酸熱

下商中商角徵羽下酸温　上羽宜苦温　下羽宜苦熱

上羽中宮商羽上甘熱　下羽中宮商甘徵下甘温　上下角辛凉

木運之歲是謂中角　上商角中辛和　上宮中辛温

上徵中酸凉　上火羽中酸和

火運之歲是謂中徵　上徵中甘寒　上角中鹹和

上宮商中鹹温　上火羽甘和

土運之歲是謂中宮　上羽中苦温　上宮商角中甘和

上火中鹹和　上徵中苦熱

金運之氣是謂中商　上徵火羽中辛温　上商中苦和
上宫中酸和
水運之氣是謂中羽　上火羽中鹹温　上宫商角中苦和
上徵中鹹熱
凡此五味四氣者所謂歲主藥食之宜也上謂司天前三氣也下謂司地後三氣也中謂司運運通主歲也或上下火者謂寅申少陽相火司天地之歲也然藥食之宜者必明歲中運氣同異多少而以制之也然同異者寒濕燥同陰也風熱火同陽也兊者異也又燥濕者小異也將其歲運叅合取其同異同天化者多地化以治之同地化者多天化以治之同少同多加減制之有毒無毒穀肉果藥法服之無使太過而生其害適其氣連先取化源而以刺之欝者取而折之衰者資而益之强者抑而制之弱者扶而補之以平為期無使盛衰而生其病矣然取其化源者是謂先於五常氣位未主之前適其運氣勝復之甚兆已彰方可取其化源而用針補瀉也則如風木則將勝蒼埃乃見於林木乃有聲東風數舉雨濕不行歲星明大鎮星光芒彰其兆召也則於年前十二月先取其化源用鍼瀉其木

而補其土矣

二火將勝遠視天涯光輝赤氣草乃萎南風頻至熒惑明太白光芒其兆已彰於三月先取化源瀉其二火補於金矣

土濕將勝黃埃四起溽蒸乃作濃雲數布燥物皆濡辰星光鎮星朗然有此之兆於五月先取化源瀉土補於水矣

燥金將勝西風數舉地氣先燥濡物皆乾土生白鹵山彰白氣林起青煙肅殺乃作柔葉先凋太白明太歲星微彰是其兆也於六月先取化源瀉金補於木矣

寒水將勝太虛深元陽光不治寒氣至蟄蟲早藏辰星明熒火失色勝兆已彰於九月先取化源瀉水補於二火矣

凡言化源者所謂六化之源也　肝木之源名曰中封在足內踝前一寸仰足而取之　君火真心之源名曰通理在手腕後一寸　相火少心包絡之源名曰內關在掌後腕二寸　脾土之源名曰公孫在足大脂之後□□□金肺之源名曰列鈌去腕後側上一半兩筋間陷中　腎水之源□□□泉在足內踝骨上動脈中為太谿次下一寸是也　凡取化源者

其氣欲王之前迎而取之瀉其盛氣無使行勝而生其疾補衰之源勿令受邪而生其疾謹候其時各無志亂以手持鍼內之至於經脉之分無問息數不可久留於欲得氣之前後呼而徐徐引至其門呼盡乃出勿按其穴大氣皆出是謂瀉之法也　其補者必先以左手指循按其穴令氣舒緩宣散推感其皮彈而怒之使脉氣䐜滿狐而下之置鍼有准感按穴皮令當應鍼之處則令神氣內守候呼盡而內鍼無令氣惡無問息數靜以久留使邪布吸則轉鍼以得氣故氣至慎守勿令改變而生其咎候吸引鍼急按其穴氣不得出各在其處推闔其門令神氣存大氣留止是謂補之法也

補瀉生肺法　新添

惟鍼補瀉最為急用偏取一藏不防他藏也　假令治心者依前說左手捫背腧穴第三椎兩傍各一寸半捻定其穴先以六字氣法調和陰陽先心者呵氣七口次呼氣五口次吁氣九口次吹氣六口次呬氣八口自穴內氣至然後診脉之脉當高現補者先呼氣一口氣盡下鍼先以緩緩入鍼二分候氣至而推而內之候而脉大得氣左手按穴吸氣一口緩緩出

鍼氣盡鍼出勿令真氣隨鍼出以左手閉其穴名曰補次鍼陰蹻穴乃曰陰中生陽也即左手先應也次鍼陽蹻穴乃曰陽中生陰也右手脉應後再鍼左邊心腧穴而胃氣和也即病愈　凡用鍼者甲子日子時乙丑日丑時丙寅日寅時丁卯日卯時補瀉最驗餘准此也　十二腧穴

肺三顀　心五顀　肝九顀　膽十　脾十一　胃十二

三焦十三　腎十四　大腸十六　小腸十八　膀胱十九　白環二十

其穴皆在背脊骨傍一寸半

陽蹻者申脉二穴在外踝下白肉際針入三分

陰蹻者照海二穴在内踝下赤白肉際中針入三分

其藥食者法舊經

假令風木之勝多食辛涼制其肝木之勝少食酸温無佐木強多食甘物佐其土衰以生為期餘皆倣此　五運六氣之用有勝至則以制其盛而益其衰無盛衰則當明主客同異而以為其法客氣同其至則不可犯其主化宜服主氣不相得之化客氣異其至者則可小犯其主之化也邪反勝其主者是謂主其衰也則如春反涼夏反寒秋反熱冬反温之類也則

可犯其主化而以助其主之衰也其諸所宜及可犯者皆不可太過以平而為期如太過則反生其害也若假寒熱溫涼治其病則無問四時主客氣之同異宜否皆當從其治病之法為其制耳則如汗不遠熱下不遠寒之類也故經曰用溫遠溫用熱遠熱用涼遠涼用寒遠寒食宜同法有假反常此之謂也又經曰司氣以熱用熱無犯司氣以寒用寒無犯司氣以涼用涼無犯司氣以溫用溫無犯司氣間氣同其主則無犯之異其主則小犯之亦其道也是故冬氣寒則安處衣飲藥食之類皆不可已其寒也夏氣熱則不犯其熱也春秋溫涼亦不可犯之故曰寒無犯寒熱無犯熱是謂遠也遠者避忌之禁也若不避而犯其禁者無病則生有病則甚病大則危而死矣然犯寒則寒病起而上下所出水液澄徹清冷癥瘕癩疝搐堅痞腹滿急痛下利清白食已不饑吐利腥穢屈伸不便厥逆禁固之類也犯熱則熱病生而喘嘔吐酸暴注下迫轉筋小便渾濁腹脹大而鼓之有聲如鼓吐下霍亂瞀鬱腫脹鼽衄血溢血泄淋閟癰疽瘍疹身熱惡寒戰慄驚惑悲笑譫妄衄衊暴瘖冒昧躁擾狂越罵詈驚駭胕腫疼酸氣逆衝上禁慄如喪神守嚏嘔喉痺耳鳴或聾嘔涌目眛不明瞤瘛暴病

暴死之類也　其犯溫凉者雖無暴過以積溫而成熱則實生熱疾積凉而成寒則實生寒病矣　其治者求其所犯而以其所勝制之犯熱治之鹹寒犯寒治以甘熱犯溫治以辛凉犯凉治以苦溫以平為期無使太過而反傷其正矣　然五味四氣當所宜者尚由不可過度況乎犯其禁忌豈無禍患哉　及夫五味者食入於口聚入胃脾胃變磨布化五味以養五藏氣也酸先入肝苦先入心甘先入脾辛先入肺鹹先入腎然五藏得其五味隨其本化變為五氣也酸化為溫苦化為熱甘化重陰辛化為凉鹹化為寒也是故氣味不可偏食偏食則久而五藏偏傾生其病矣故經曰味過酸則肝氣以津脾氣乃絕味過於鹹則大骨氣勞短肌心氣抑味過於甘則心氣喘滿色黑腎氣不衡味過於苦則脾氣不濡胃氣乃厚味過於辛則筋脉沮弛精神乃英又經曰多食鹹則脉凝泣而變色多食苦則皮槁而毛拔多食酸則胝腸而唇揭多食甘則骨病而毛落多食辛則筋急而爪枯凡此之謂戒偏他多不必禁所不宜宜者以平為期亦不可過其度矣又經曰辛走氣故氣病無多食辛苦走骨故骨病無多食苦甘走肉故肉病無多食甘鹹走血故血病無多食鹹酸走筋故筋病無多食

酸又經曰肝病禁當風心病禁溫食熱衣脾病禁溫食飽食濕地濡衣肺
病禁寒衣飲食腎病禁焠烪熱食溫衣炙凡此之謂病之禁忌也又卒風
暴雨大寒大熱無問病瘧悉當避之故經曰冬傷於寒春必溫病夏傷於
風夏必飡泄夏傷於暑秋必痎瘧秋傷於濕冬必咳嗽然四時之氣性用
不同此乃順其四時生長收藏之道也及夫卒暴喜怒悲思驚恐寒熱勞
逸亦當禁之故經曰怒則氣上喜則氣緩悲則氣消恐則氣下寒則氣收
炅則氣泄驚則氣亂思則氣結勞則氣耗然怒則氣上逆甚則嘔血及飡
泄而氣逆故氣上也喜則氣和志達榮衛行通故氣緩矣悲則心系急肺
葉舉而上焦不通榮衛不散熱氣在中故氣消矣恐則精却還而不行上
焦閉而氣還下焦脹故氣下矣思則心有所存神有所歸正氣留止不行
故氣結矣寒則腠理閉氣不行故氣收矣熱則腠理開榮衛通故氣泄矣
驚則心無所倚神無歸着慮無所定故氣亂矣勞則喘息汗出內外皆越
故氣耗矣又曰喜怒傷氣寒暑傷形暴怒傷陰暴喜傷陽厥氣上行滿脉
神去形骸又經曰怒傷肝悲勝怒喜傷心恐勝喜思傷脾怒勝思憂傷肺
喜勝憂恐傷腎思勝恐凡此之謂五藏之志其志過度則傷其本藏以口

所勝之志制之則止矣則如怒勝思怒發而無思之類也又經曰風傷肝
及筋燥勝風熱傷氣寒勝熱濕傷肉風勝濕熱傷皮毛寒勝熱寒傷血燥
勝寒然則性用不同故各隨其性用而以言其傷及勝也不必皆取所勝
而類推矣又經曰酸傷筋辛勝酸苦傷氣鹹勝苦甘傷脾及肉酸勝甘辛
傷肺皮毛苦勝辛鹹傷血甘勝鹹然此之五味性用不同故有自傷及傷
其已勝而不等也則如肝主傷風心主傷暑是中本化之氣自傷也脾主
飲食勞倦者是謂大化之用自傷也肺主傷寒者是中子之邪而傷也腎
生傷濕者是中已所不口之邪傷也凡此之道各隨其藏所惡者感之而
生其病也此之五邪所傷是以明其所主細而推之則五藏元有五邪相
乘而病矣逮夫五方者東南中西北也五方生五氣者風熱濕燥寒五氣
生五行者木火土金水也五行生五味者酸苦甘辛鹹也五味生五藏肝
心脾肺腎也五藏五養者筋膜血脉肌肉皮毛骨髓也五養生五子者心
脾肺腎肝五藏生五神者魂神智魄志也五神生五志者怒喜思憂恐也
凡此之道乃五行造化之理養生之道也正則和平互相濟養變則失常
口口口口生若論養生之道則當誠心避忌一切能為害者矣故仙經曰

冬夏處於深堂避於大寒大熱之氣無使伏留肌膚生疾也寒多衣不頓多暖來衣不頓減久勞則安閑以保極力之處久逸則導引以行積滯之氣暑汗當風則榮衛閉結夏熱卧濕則氣散而血注冬居極熱則腎受虛陽而春夏肝與心有壅蔽之疾夏冐極凉則心抱浮寒而秋冬肺與腎有沉滯之患太饑則損胃食勿極飽極飽則傷神極渴傷血飲勿過多多則損氣沐浴不頻頻則氣壅於上腦滯於中令人體重而形瘦久而經絡不能通暢血凝而氣散氣不勝血神不勝形則成癱之疾也夫五日五行氣流傳遍浴之則榮衛通暢旬日十干數足真氣復還於腦一沐之則耳目聰明又遠唾則損氣極視昏睛極聽則傷腎久立則傷骨久卧則傷肉多睡則濁神頻醉則散氣多汗則損血力困則傷形奔車走馬則氣亂而神驚登峻望高則魂飛而魄散及夫氣者為形之主神之母不可以傷也然才所不敏而强思力所不及而强舉悲哀憔悴喜樂過度汲汲所欲慼慼所懷久談語笑寢息失時挽弓引弩躭酒嘔吐飽食便卧跳步喘息歡呼哭泣而皆傷其氣也又觀死氣而觸生氣近穢氣而觸真氣朝饑暮飽亦皆傷其氣也又多思則神殆多念則志散多欲則損氣志多事則役形多

語則弱氣多笑則傷心多愁則攝血多樂則益志多喜則氣錯行而多言則損氣睡而張口則氣泄而神散弔死問病喜神自散看鬬則氣結解救怨生狂禽異獸戲之則神恐古廟凶祠入之則神驚對三光濡溺則折人年壽負四重深恩則減人大數飲宴聖像之側則魂不甯生卧於冢墓之間則精神自散歇息於枯木大樹之下則久陰之氣觸入陽神渡於深水大澤則寒性逼人真氣折出衆花卉則多招媚狂入室食非時果實則多帶邪氣入腹非濟患難而頻說妄言綺語則減人正壽非遇會合而頻餌肥醇酒則除人本禄負賢忘恩則必有禍應輕財毀物則自無福生酷愛美物則少吉深入大山則多凶損人害物則以冤報冤妬賢嫉能則以怨起怨虛傳慢友妄受則輕師凡此之類皆能為其禍患悉當避忌無使犯禁而生其害是謂其真齋戒也故曰洗心曰齋防患曰戒斯之道矣然病生之緒其有四焉一者因氣變動而內成積聚癥瘕瘤氣瘿起結核癲癇之類二者因氣變動而外成癰腫瘡瘍痂疥疽痔掉瘛浮腫目赤瘭疹胕腫痛痒之類也三者不因氣之變動而病生於内則留飲辟食饑飽勞損宿食霍亂悲恐喜怒想慕憂結之類也四者不因氣之變動而疾病生於

外則瘖氣賊魅虫蛇蠱毒蜚尸鬼擊衝薄墜墮斫射刺割搖仆打撲磕位觸抹風寒暑濕之類也凡此之類乃一切禍患之由其非六慾七情之邪而禍患無由生矣然六慾者眼耳鼻舌身意此之六賊是也七情者喜怒哀樂好惡愛是也凡此六慾七情之邪而為禍患之本死亡之因世人不悟恣縱其心悅樂其志有悞養生之道不畏危亡種種耗失天真之氣而致精神衰弱根蒂不堅多感邪而生其禍患及乎殆而澌矣故養神法曰少思寡慾而以養心絕念忘機而以養神飲食有節而以養形務逸有度而以養性鼻引清氣而入口吐濁氣而出以養氣絕淫誡色而以養精又曰少思少念少事少語少笑少愁少樂少喜少怒少好少惡故得靈光不亂神氣不狂方可奉道保生之要以忍為其上也其忍者不必忍其嗔怒而以凡事皆能忍之為其妙矣所以制其心而養其性收其意而保其神也故心者火也縱之則狂制之則止狂則躁亂邪生止則安甯清淨然火本不燔因風而爍心本不亂逐境而狂若能對境心欲動時忍之不動不為是謂為無為若能臨事忍事不為其事是謂無事無為無事則為清淨乃習道之本養生之要勿謂忍之不已而反不忍但能忍之多則多妙少

則少福不能忍之則生患害若能全固守其一則為妙矣然一者丹田也若能忍其外境不擾其心常以志意存想下田神識內定則是火入水鄉其火息矣是故　玉皇聖胎訣言人常降心火于丹田外境不入內境不出泯絕狂慮一氣不散委於氣海腎氣不能上昇其息漸少縱出之則亦悠悠然滅者也故先聖曰自然胎息也及夫達磨胎息至理言人之氣升自有走先莫若內觀諸世界遊翫自己之天宮超清靈妙境其法貴乎無漏一念不生一意不動無漏則善果成不動而真聖現面壁九年氣無毫髮走失陰靈自外而身外有身超凡入聖矣故先聖曰真胎息也及夫扁鵲解靈樞以冬至之後真鉛積之一分狀如戲蘂而鎮丹田以鼻引清氣閉口不出以定息二十四數為火一兩四十五日火進一十六兩而煉就陽以夏至之後陰積之三分狀如抱卵而鎮絳宮亦以鼻引清氣閉口不出以定息二十四數為火一兩四十五日進火一十六兩而煉陰息以陰息投陽胎而生真氣真氣生元神神形合而為一與天齊年離而為二身外有身而為羽客仙子不在塵世以返三島十洲者也及夫葛洪胎息論曰凡胎息之要如在母腹中母呼則呼母吸則吸令人不達妙理縱能用

之少時隨手出之喘息不已非止不能留所閉之息而又元氣損虛反為秉陽之氣所奪若氣急未急之前升身自可停留少時勿使太急亦氣急之際先鼻引氣一口續後更以新取之氣換出舊閉急者之餘氣也故得奪其氣積而形神清爽可以除療百病曲留强住亦非自然所以為下等胎息真仙上聖而有三品之論也鼻引口吐可以去浮寒逐客熱衝結滯行經絡若定百息通開萬病若定十息氣血不交陰陽自搆若定萬息氣住神藏大乘之功不可言也補氣之道此為上矣

華陽真人曰傷寒之疾既覺急居靜室盤膝正坐閉目冥心定息住氣以雙手疊之兠其外腎向前倒身跪禮不過二三十度汗出清凉病氣自散

昔人以夢泄遺漏或下元虛冷乃於日落之後靜坐幽室以手兠外腎以手搓臍下八十一數九遍為度但左右換手而已遂丹元補煖真氣充盈

昔人以幽室靜坐絕念忘言一向下心火閉目存想如火輪炎炎積日氣海堅固顏色異常日久下盡諸穢自耐寒暑矣

昔人以飲食過度胷臆注滿或寒熱凝滯或痛結壅塞當靜坐鼻引清氣閉口不開其氣多入少出以攻所病之處太緊方放其氣不下三五次自

然消除矣
昔人以心上為陽而陰不能到以腎為陰而不能及故涌泉之上氣升而不降血注而不升致使腳膝沉重陰凝而陽散又況終日奔馳無時休息當夜後湯濯二足此二益而少矣不若高舉二足使氣到行流於涌泉過流於丹闕積日足輕行及奔馬其步如飛矣

昔人以四肢小疾五藏微痾氣血凝滯壅塞靜坐澄心閉目絕念運心氣於所病之處暫息少時無攻不勝矣

昔人以五藏積滯用六字氣治之即黃庭圖之法也張證道以此留形住世王悟真以此治病延年孫思邈以此修身治人六字之法者春不可呼夏不呬冬不呵秋不吁四時常唏謂三焦無不足八節不得吹謂腎府難得實

凡有餘則引其子不足則殺其鬼此法古今無知者西山上聖得其味也不須禁忌但朝不虛食暮不食實上也素無味淡無葷次也何慮四體之不充悅乎及夫六字氣有餘子不足殺鬼者肝本吁也餘則用吁吁亦不能引肝氣若引子氣則用呵字瀉心之氣心氣既行肝氣自傳也

脉記　勿聽子察脉神訣

本書乃《脉記》《勿聽子察脉神訣》合抄，爲脉學書。今考《脉記》實爲元張道中《西原脉訣》（一三三〇）的節抄本，《勿聽子察脉神訣》乃熊宗立取宋劉開《脉訣理玄秘要》（一二四一）部分内容爲之解説。今影印底本爲日本慶長六年辛丑（一六〇一）抄本。

形制

索書號二一五三九。存一册，不分卷。書高二十九點一釐米，寬二十一點五釐米。每半葉八行，行二十二至二十四字不等。無邊框行格。日本漢字手書工抄，旁有片假名旁注。

皮紙外封，無書名，内封左上題『慶長記』，非書名，乃示意日本慶長間抄寫。右下角有日本抄者花押。無序跋、目録。正文首篇題名爲『脉記』，不記作者。右下有三方大小不等的朱印：陰文『飛青閣藏書印』『朱師轍觀』，陽文『北京圖書館藏』。篇末題『脉訣全』。正文次篇之首載：『勿聽子察脉神訣/廬山劉開復真撰/鰲峰熊宗立道軒解。』書册之末題（括號裏爲小字）『于時慶長六（辛丑）年九月六日書之』。末有陽文朱印『北京圖書館藏』。

内容提要

該抄本分前後兩篇。首篇『脉記』（篇末名『脉訣』），未署作者名。全文爲四言歌訣，共五百六十六句。經核查，該篇實爲元代張道中《西原脉訣》（全稱《玄白子西原正派脉訣》）。而後世廣爲流傳的《崔真人脉訣》將《西原脉訣》托名爲宋代崔嘉彦撰。所謂『西原』，是南宋淳熙（一一七四至一一八九）時崔嘉彦隱居廬山所建之『西原庵』。據考證[一]，南宋道士崔嘉彦，號紫虚真人，其於脉學宣導『四脉（浮沉遲數）爲綱』説，其學傳於宋劉開（復真），劉傳元代朱宗陽，朱傳弟子張道中。張道中，號玄白子，淮南人，大德辛丑（一三〇一）他從朱宗陽處得傳『四脉爲綱』説，嗣後將其説加以擴充增補，於天曆三年（一三三〇）編爲四言歌訣，名之爲《西原脉訣》，以示不忘此

〔一〕張同君：《〈崔真人脉訣〉辨僞》，《中醫雜志》一九九〇年第十期，第四七至四九頁。

脉學的來源。故今影印底本篇末『脉訣』二字才是該篇的原始書名。該篇原共有四言訣六百八十六句。此日本慶長抄本僅有五百六十六句，較通行之《崔真人脉訣》少一百二十句。所闕之文在各脉主病及婦人、小兒之脉部分，其餘文句皆完整無缺。綜上所述，該『脉記』實爲元張道中《西原脉訣》的節抄本。

此《脉訣》之後的《勿聽子察脉神訣》是合抄在一起的另外一本書，該書題爲『廬山劉開復真撰/鰲峰熊宗立道軒解』。其正文的形式爲先頂格列出一條原文，再低一格出示解説之文。按此格式，則原文當爲劉開撰，再由熊宗立解説。

劉開是南宋嘉熙年間前後（十三世紀上半葉）人，字立之，號復真，廬山（今屬江西九江）人。精於脉診，據説他診脉方法非常獨特，即用一個食指，依次點觸病人的寸、關、尺三部脉，故人稱『劉三點』。師事當時的醫學名家崔嘉彦，得其『四脉爲綱』真傳。據考劉氏惟一存世的脉學著作就是《脉訣理玄秘要》。將《脉訣理玄秘要》與此抄本《勿聽子察脉神訣》比較，可知抄本頂一格書寫的條文，出自《脉訣理玄秘要》首篇『脉旨綱領』，全文不過三百餘字。熊宗立將此篇拆開，逐句爲之解説。此後從『開廬山野人……嘉熙五年〔一〕三月上巳後學劉開書〔二〕』，爲《脉訣理玄秘要》的作者跋語。最後爲『浮』『沉』『遲』『數』四脉的撮要，每脉記其所主病邪、脉狀、屬性，以及所主疾病、相關脉象。

熊宗立（一四〇九至一四八一），字道軒，號勿聽子。建陽（今屬福建）人，是明代著名的出版家、醫家。經其手編纂或俗解的醫書甚多，脉學方面有《王叔和脉訣圖要俗解》，但未見書志著録其《勿聽子察脉神訣》一書。該書僅解説《脉訣理玄秘要·脉旨綱領》一篇，此篇是該書的總綱，且叙述了劉開脉學的由來。然據熊氏編書的通例，皆取前人某書全部，予以詮釋。故此『脉旨綱領』解説或爲抄者節録，與原書劉開的跋語拼凑成文。

著録及傳承

該書未見明清書志記載。《北京圖書館藏中國醫藥書目》首次著録『脉訣一卷附勿聽子察脉神訣一卷/日本佚名撰/日本慶長年鈔本/一册』〔三〕，即今影印抄本，然誤作『日本佚名撰』。此後《中國中醫古籍總目》著録時改『脉訣』爲『脉記』（書序號〇一六五〇），附《勿

〔一〕『嘉熙五年』，據《脉訣理玄秘要》嘉靖刻本，此『五年』無誤。南宋嘉熙僅有四年（一二三七至一二四〇），此云五年，當爲一二四一年。

〔二〕此『書』字爲日本俗寫，原寫作上『尺』下『日』。漢文無此字。

〔三〕北京圖書館編：《北京圖書館藏中國醫藥書目》，北京圖書館一九五四年編印，第一〇三頁。

聽子察脉神訣》，作者改爲『著者佚名/日本慶長六年辛丑抄本』，并將其成書年附繫於一六〇一年。然經考察，此抄本之首篇《脉記》實爲元張道中《西原脉訣》的節抄本；《勿聽子察脉神訣》與《脉記》合抄，并非附録。《勿聽子察脉神訣》乃以宋劉開《脉訣理玄秘要》爲基礎，明熊宗立爲之解説（約十五世紀中葉）。從内容來看，此亦爲節抄本。

慶長記

完

脉記

人身之脉本乎榮衛榮者陰血衛者陽氣
榮行脉中衛行脉外脉不自行隨氣而至
氣動脉應陰陽之義氣如槖籥血如波瀾
血脉氣息上下循環十二經中皆有動脉
手太陰經可得而息此經屬肺上系吭嗌
脉之大會息之出入初持脉特令仰其掌
掌後高骨是謂關上關前為陽關後為陰

陽寸陰尺先後推尋寸関与尺両手各有
揣得高骨上下左右男女脉同惟尺則異
陽弱陰盛又此病至調停自気呼吸定息
四至五至平和之則三至名遅遅則為冷
六至為数数即熱証轉遅轉冷轉数轉熱
在人消息在人差別遅数既得即辨浮沈
浮表沈裏深浅酌斟浮数表熱沈数裏熱
浮遅表虚沈遅冷結察其六部的在何所

一部兩經一臟一腑左寸屬心合於小腸
關爲肝膽尺腎膀胱右寸主肺大腸同條
上下中央三部分齊寸條胸上關條膈下
尺條於臍直至跟踝在脉條左右脉條右
病隨所在不病者否浮沈遲數有內外因
外因於天內緣於人天則陰陽風雨晦明
人喜怒憂思悲恐驚外因之浮則爲表證
沈裏遲寒數則熱盛內因浮脉虛風所爲

二

沈気遅冷数躁何疑表裏寒熱風気吟燥
辨内外因脉証参考浮沈之脉亦有当然
浮為心肺沈属肾肝脾者中州浮沈之间
肺重三菽皮毛相得六菽為心得之血脉
脾重九菽得於肌肉肝与腎平重十二菽
惟有肾脉独沈之極按之至骨挙指来疾
脉理沈繁總括於间六難七難専衍其義
析而言之七表八裏又有九道其名乃倫

浮而無力是名芤脉有力為洪形狀可識
沈而有力其脉為實无力微弱伏則沈極
脉遲有力滑而流利无力緩濇慢同一例
数而有力脉名為緊小緊為絃疑似宜審
合之則為間離為七八天机之秘神授之訣
举之餘有按之不足泛々浮々如水漂木
芤脉何似絶類慈葱指下成窟有边無中
滑脉如珠往来轉旋举按皆盛實脉則然

弦如張弦緊如細線供較之浮大而力健
隂々約々微渺難尋挙无按有便指為沈
似遲不遲是謂之緩如雨沾沙濇難而短
遲則極緩伏按至骨濡則軟々弱則忽々
既知七表又知八裏九道之脉不可不記
諸家九道互有去取不可相無不可相有
過於本位相引曰長短則不及来去乖張
脉大力薄其虚可知短促結倶止促数結遲

代止不然止雖囘之　三脉其止當審毫釐
牢比弦緊轉緊轉動　動則動搖厥々不定
細如一線小而有力　弦大虚芤脉曰改革
渙漫不収其脉為散　急疾曰数脉最易見
即脉求病病无不明　病参之脉可決死生
然有應病有不相應　此最宜詳不可執定
人安脉病是曰行尸　人病脉和可保無危
中風脉浮滑兼痰気　其或沈滑勿以風治

或浮或沈　而微而匪　扶危温疾風末可疎
寒中太陽浮緊而濇　及傳而變名状難悉
陽明則長　少陽則弦　太陰入裏遲沈必兼
及入少陰　其脉遂緊　厥陰熱深脉伏厥冷
在陽當汗　次利小便　表解裏病　其脉實堅
此其大畧　治法之正　至於大法　自有仲景
傷寒有五　脉非一端　陰陽倶盛　緊濇者寒
陽浮而滑　陰濡而弱　此名中風　勿用寒藥

陽濡而弱陰小而急此非風寒乃湿温脉
陰陽倶盛病热之極浮之而滑沈之散濇
惟有温病脉散諸経各随所在不可推名
暑傷於気所以脉虚弦細芤遅體状无餘
或濡或細或濡或緩是皆中温可得而斷
瘧脉自弦弦遅多寒弦数多热随時変遷
右関濡者飲食傷脾左関弦短疲極肝衰
浮短肺傷法當欬嗽五臓之嗽各視本部

浮緊虚寒　沈數實熱　洪滑多痰　弦濇少血
形盛脉細　不足以息　沈少伏匿　皆是死脉
惟有浮大　而嗽者生　外証内脉　参考秤停
下手脉沈　便知是氣　沈極則伏　濇弱難治
其或沈滑　氣兼痰飲　沈弦細動　皆氣痛証
心痛在寸　腹痛在関　下部在尺　脉象顕然
心中驚悸　脉必代結　飲食之悸　沈動伏滑
癲癇之脉　浮洪大長　滑大堅疾　痰蓄心狂

乍大乍小乍長乍短此皆邪脉神志昏乱
汗脉浮虚或濇或濡軟散洪大渇飲无餘
遺精白濁當驗於尺細芤動緊二証之的
鼻頭色黄小便必難脉浮弦濇為不小便
便血則芤數則赤黄實脉癃閉热在膀胱
諸証失血皆見芤脉随其上下以驗所出
大凡失血脉貴沈細設見浮大後必难治
水腫之証有陰有陽察脉觀色問証須詳

六

陰脉沈遅其色青白不渇而瀉小便清渋
脉或沈数色赤而黄燥屎赤溺兼渇為陽
脹満脉弦脾制於肝洪数熱脹遅弱陰寒
浮為虚満緊則中實浮則可治虚則危急
胸痞脉滑為有痰結弦伏亦痞濇則気劣
肝積肥気弦細青色心為伏梁沈芤色赤
脾積痞気浮大而長其色脾土中央之黄
肺積息賁浮毛色白奔豚属腎沈急面黒

五臓為積六腑為聚積在本位聚無定処
駃緊浮牢小而沈實或結或伏為聚為積
實強者生沈小者死生死之別病同脉異
気口緊盛為傷於食食不消化浮滑而疾
滑而不匀必是吐瀉霍乱之候脉代勿訝
夏月泄瀉脉應暑湿洪而数溲脉必虚極
治暑湿瀉分其小便虚脱固腸罔或不痊
无積不痢脉宜滑大浮弦急死沈細无害

五疽実熱脉必洪数其或微濇証属虚弱
骨蒸労熱脉数而虚熱而濇小必殞其軀
加汗加咳非薬可除頭病陽弦浮風緊寒
風熱洪数湿細而堅気虚頭痛雖弦必濇
痰厥則滑腎厥堅實癰疽浮数悪寒發熱
若有痛処癰疽所發脉数發熱而疼者陽
不数不熱不疼陰瘡發癰之脉弦洪相搏
細沈而直肺肝俱数寸数而実肺癰已成

寸数虚濇肺痿之欣肺癰色白脉宜短濇
死者浮大不白而赤腸癰難治腸数可推
数之不熱腸癰何疑遲緊未膿下以平之
洪数膿成不下為宜陰搏於下陽別於上
血気和調有子之象手之少陰其脉動甚
尺按不絶此為有孕少陰属心心主血脉
腎為胞門脉應於尺或寸脉微関滑尺数
往来流利如雀之啄或診三部浮沈一止

病脉診法大畧如斯若乃持脉循所當知
謂如春弦夏名鈎脉秋則為毛冬則為石
實強太過病見於外虛微不及病决在内
四脉各異四時各論皆以胃氣而為之本
春主肝木夏主心火脾土稟旺則在長夏
胃氣者何脉之中和過與不及皆是偏頗
秋主肺金冬主腎水五蔵脉象與五運配
肝脉弦長厭厭聶聶指下尋之如循榆葉

益堅而滑如循長竿是謂大過受病於肝

急如弦張又如循刃如按琴瑟肝死之應

浮大如散心和且安累々如環如循琅玕

病則益數如雞挙足死操帯鉤後踞前曲

浮濇而短藹々如蓋此肺之平按之益大

病如循羽不下不上死則消索吹毛颺々

沈濡而滑腎平則若上大下銳滑如雀啄

腎之病脉啄々連屬々々之中然而微曲

来如觧索　去如弾石　已亢之腎　在人審識
脾者中央　平和不見　然亦可察　中大而緩
来如雀啄　如滴漏水　脾臓之衰　脉乃見此
又有肥瘦　修長侏儒　肥沈瘦浮　短促長疏
各分診法　不可一途　難尽者意　難窮者理
得之於心　應之於指　勉旃小子　日誦琅ゝ
造道之玄　筌蹄可忘

脉訣全

勿聴子察脉神訣

廬山　劉開　復真撰

鼇峰熊　宗立　道軒觧

夫脉者天地委和之氣也

委和之氣委曲中和之氣人之脉与天地之氣参天

有陰陽運氣以成四時運氣恊序陰陽調和自然春

温夏熱秋涼而冬寒五谷登而人民育害不生苛

天地中和之氣也不然陰陽相乖運氣勝復天地之氣畜

十

而戻氣生焉則有風寒暑温之訛夭不善攝生者冒觧
其氣即着而成病則人脉異常而有七表八裏九道之別
王叔和以浮芤滑実弦緊洪為七表以微沈緩濇遲伏濡弱為
八裏以定脉之隂陽以診人之生死
王叔和晋人為大醫令作脉経顕著七表八裏之全脉以隂
陽之分也表者陽也属腑裏者隂也属臓以察人之疾病
如脉浮者風沈者氣也以診人之死生如陽病見隂陽脉者
死隂病見陽脉者生也

然而文理浩繁使後学者卒未得其端緒供結大也繁

冗也卒倉卒也端緒猶首尾之次第也

王氏脉經文詞深奥理義幽微初学卒未得要領者

大抵持脉之道非言可傳非口可取惟在于心會之

凡診視其脉以驗其証謂之診如浮脉是風沈脉是氣

之類大凡切取其脉傷寒則脉緊必先行傷風則脉遅

必有汗謂之切此言持脉之道乃是較量脉理之蘊故不言

診切也非言可傳難以口授也非口可取難以覩格也

惟在乎精究夫人之意旨久則渙然融會貫通自然有傳

今先師紫虛崔真人面命心以傳撮其樞要真人廬山劉

氏之師也面命心傳謂耆旨之言也撮其樞要謂摘取

前人之樞機而集其要領摘如舍虛症之遙而由捷徑簡易

但以浮沈遲數四脉為宗以風氣冷熱主病浮脉主風沈脉主氣

遲脉主冷數脉主熱。崔真人從王氏表裏脉中撮集此

四脉為謂諸脉之宗祖上文所謂樞要正由捷徑也

且如浮而有力者風浮而無力者虛　浮者陽也指下按之不足舉

之有餘故其脉来輕虚浮泛按之不足虚於下之挙之有餘
輕浮於上也故有力者風無力者虚也
沈而有力者積沈而無力者氣沈者陰也指下尋之似有挙之
全無緩度三関状如爛綿只沈之而有力者主蔵府氣冷
閉塞不舒暢脚胃癰滞而成積沈而無力者陰氣厥逆
胸脉之氣短促而為病
遅而有力者病遅而無力者冷遅者陰也指下尋之重手乃
得陰也曰遅一息三至是也遅而有力者主心脉寒冷病

遅而无力者主心腎虚弱厚寒不能御示寒
数而有力者熱　数而无力者瘡　数者陽也一息六至数而
有力者似浮似緊而至数均凡病見之身必有熱数而
无力者似芤而不虚凡病見之為生瘡瘍
更看三部何部見之左右手各有三部寸関尺也左手寸口
心与小腸脉所居関中肝膽脉所居尺下腎与膀胱脉
所居右手寸口肺与大腸脉所居関中脾与胃脉所居
尺下命門与三焦脉所居

且如寸部屬上焦頭面胸膈之病關部屬中焦腹肚之病尺
部屬下焦腰脚足之病 左右手寸關尺部之脉分屬三焦
以應九候之氣而主病九候之氣詳見難經門局
更看五藏之内何臓得之六脉亦然 五臓心肝脾肺腎也
左手寸脉心所屬右手寸口肺所屬六部之脉皆有所
屬詳見在前
學者又當以意會而加精別庶不致指寸握尺謂云前言心會
謂默識心通以會古人意旨之蘊意會是自家理

一
會得劉廣元先生心中之旨於下雖明之記請尊
開廬山野人跡伏山林无用於世淺識寡聞言辞拙豈堪為
人師因兼師訓部露肺肝以為脉訣誘諸人弟子為
之蹊徑若夫深造劉源博究微妙則先生長者不无
望乎嘉熙五年三月上巳後学劉開谷
浮者風无力也舉指在皮便見是浮脉也為陽屬表便
言外感得病　　芤滑洪脉同
沈者氣有力積下指按至骨得是沈脉也為陰屬裏便言

内感得病

弱伏濡脉同

遲主冷有力痛中按之在内轉按之方見一息三至是遲脉

當言内受其病

緩微渋脉同

数主熱无力瘡輕按之在皮即見一息六至是数脉也便言

外受其病

弦緊実脉同

十四

于時慶長六辛丑年九月六日書之